厉害坏了的科学

身体顶呱呱

关于人体的那些事儿

【英】盖伊·麦克唐纳 (Guy MacDonald) 著
【英】保罗·切米克 (Paul Cenmmick) 图

张珍真 译

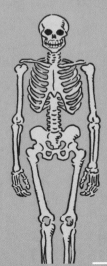

上海科技教育出版社

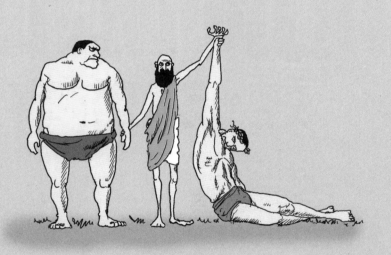

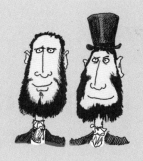

请脱去外套……

亲爱的读者，当你对着镜子欣赏自己奇妙的身体时，你有想过，你对身体了解多少吗？

你是否非常好奇：为什么我的头发是直直的，别人的头发是卷曲的？

你有没有问过妈妈这样的问题："我在你肚子里时睡觉吗？"

或者偷偷地为这样的问题"我是怎么生出来的"绞尽脑汁，百思不得其解？

在本书中，你可以找到这些问题的答案——当然，还不止如此。在这本书里，你将发现，我们的身体是如此奇妙！这里，你可以读到各式各样的关于身体的"世界纪录"——有关于眼睛、身高、疾病等的"世界之最"。还有些章节会带你研究身体的器官及医学常识，千万不可错过。这本书里还有许多趣味知识和统计数字，让你大开眼界。

读完本书，你就能回答各种刁钻古怪的问题啦，比如"哪种痛更痛？"或者"死亡有哪些标志？"等。

现在，开始阅读吧。用你的指尖，打开身体世界的大门！

目　录

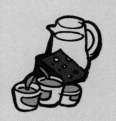

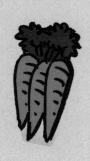

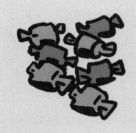

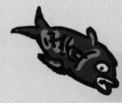

认识我们的身体

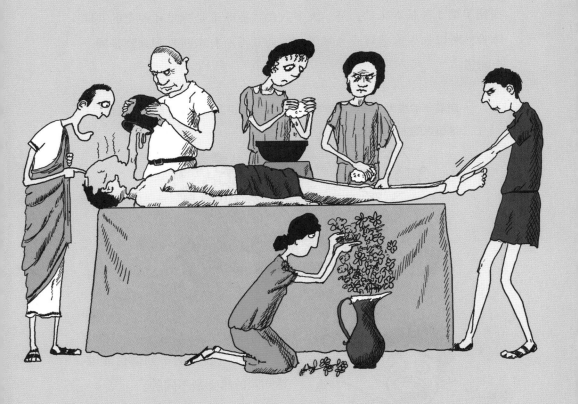

味觉

你的舌头上约有一万个味觉感受器，也就是"味蕾"。味蕾很小，肉眼是看不到的。这些味蕾集中分布于你舌头上的小突起周围。舌头只能感受4种基本的味觉：甜、酸、咸、苦。不过，科学家们似乎还找到了第5种基本味觉：鲜。大多数食物的味道是味觉和嗅觉的共同体验，所以如果你感冒或鼻塞了，你会觉得所有东西吃起来都是同一个味道。

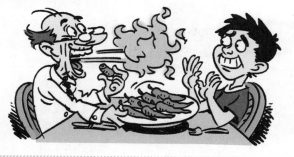

随着年龄增大，味觉和嗅觉功能会逐渐减退。这就是年纪大的人往往口味偏重的主要原因。

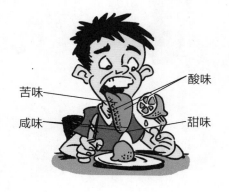

苦味

咸味

酸味

甜味

味蕾 舌头的不同部位能够感知到的味觉是不同的。

北美红蛱蝶的足上有味觉感受器，因此它们可以用脚来品尝食物的味道。

触觉

触觉是由皮肤表面数百万个感受器引发的。这些感受器有的感受轻触、抚摸，有的感受压力，也有些感受温度。一些特殊部位的皮肤上分布着格外多的感受器，例如指尖或发根周围。

最敏感的身体部位 你身体最敏感的部位通常含有很多神经末梢，数量与其面积成正比。这些部位包括：手（特别是指尖）、头（特别是嘴唇和舌头）和脚（特别是脚底和脚趾）。

做梦

科学家们相信，做梦是大脑梳理记忆、情感和想法的一种方式。做梦可以帮助我们归纳整理新的经验，回忆旧的经验。

平均而言，一个人每晚做 5—6 个梦，每个梦持续约 20 分钟。一个人在一生中，花在睡眠上的时间足有 20 年，做梦的总数达到 15 万个。

越是临近清晨的时候，越有可能做噩梦。

打哈欠的真相

打哈欠时，你的嘴巴张得大大的，好像要把自己的脑袋也吃下去；你深深地吸气，然后又吐气；你的眼中也噙满泪水。这个过程持续大约 5 秒钟。可是，打哈欠的本质是什么呢？听上去不可思议，但人为什么打哈欠至今仍然是个未解之谜。有人认为，打哈欠是因为体内缺氧。在你疲劳、无聊、不安或想吐、萎靡不振时会打哈欠；在你看到别人打哈欠，或者只是读到关于打哈欠的文字时，也会想打哈欠。也许此时此刻，读到这里的你已经想要打哈欠了。想到打哈欠这件事也会让你想打哈欠。你想打哈欠，就打哈欠，你喜欢打哈欠。现在你已经快要打哈欠了，对不对？

打哈欠的专业术语，叫作"伸体呵欠"。

脚上都会长什么

脚上会长很多东西，尤其穿着太紧的鞋子或者满是臭汗的运动鞋时……

疣　疣是病毒经过脚底裂口进入身体后形成的。疣表面的黑点是为疣提供养分的血管。

足癣　足癣俗称"运动员脚""香港脚"，是由真菌感染造成的脚部皮肤瘙痒，死皮脱落。

鸡眼和老茧　鸡眼和老茧是由于脚部持续受到鞋子挤压造成的皮

肤硬化。

足趾嵌甲　大脚指甲生长时候像刺一样扎入皮肤。如果不及时剪除，会引起炎症。

拇囊炎　拇囊炎是大脚趾旁长出囊肿，它会导致大脚趾变形。拇囊炎可以通过手术矫正。

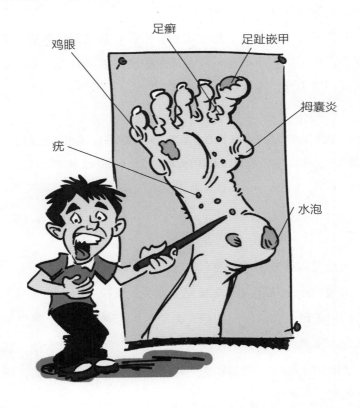

水泡　最好不要刺破水泡！当皮肤受到摩擦、挤压或烧伤时，微血管里的组织液渗出，形成了水泡中清亮的液体。水泡对正在修复的皮肤能起到保护作用。

头发

一个人即使每天掉 100 多根头发都属于正常。鼻腔后方也长有细小的毛发，能够将黏液扫向喉咙。私处的毛发粗糙、卷曲并且较短。一个人死后，他的毛发看似会持续生长数天之久，但实际上这是由于毛囊脱水和皮肤变薄所导致的错觉。

如果一个人中毒了，那么毒素会囤积在其发梢长达数年之久。即使这个人死了，数年后还可以在其中检出毒素。有些人会在爱人死后保留其一绺头发，作为对死者的纪念。

> 人类的毛发每天生长约 0.5 毫米。天气炎热时，头发生长会加快。头发每年可生长约 15 厘米。及腰的长发（80—90 厘米）大约需要生长 6 年。

皮肤

皮肤是人体最大的器官。

如果将一个成年人的皮肤完全摊平，面积可达大约 6 平方米。皮肤上的棕色斑点，也就是"痣"，是由黑色素形成的。黑色素帮助皮肤抵御太阳光的伤害。当皮肤受到日光照射时，黑色素使皮肤颜色变深，从而防止晒伤。雀斑和痣一样，也是由黑色素形成的，晒伤时颜色会加深。

在你的一生中，身体会产生大约 20 千克的皮肤碎屑。

屋子里的灰尘中，大约有一半的成分是皮肤碎屑。肚脐中的污垢是衣服纤维粘着汗水形成的，汗水干了后，衣服纤维会留在肚脐中。

人体的构成

人体中的占比	还有哪里能找到这种元素?
氧 65%	大气臭氧层
碳 18%	钻石
氢 10%	水
氮 3%	化肥
钙 1.4%	粉笔
磷 1.1%	火柴
钾 0.4%	焰火
硫 0.4%	弹药
氯 0.2%	漂白粉
钠 0.2%	盐
镁 0.1%	胃药
铁（痕量）	铁桥
碘（痕量）	抗菌消毒剂（如碘伏）
硅（痕量）	计算机电路板
氟（痕量）	不粘锅
铜（痕量）	铜币
锰（痕量）	电池
锌（痕量）	高速公路防撞隔离带
硒（痕量）	去头屑洗发水
钴（痕量）	蓝色玻璃和陶瓷
钼（痕量）	阻燃剂
硼（痕量）	耐热玻璃

口臭

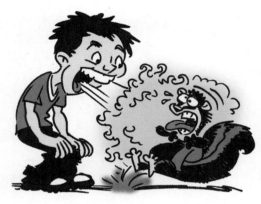

晨起时的口腔异味是由于夜晚细菌在口腔内滋生而引起的。当你睡觉的时候，口腔分泌唾液的速度会减缓，而唾液具有一定的抗菌作用。因此夜晚睡眠的时候，口腔细菌的繁殖会更加旺盛。

在日本可以买到一种名为"法式深吻"的手持设备。使用者对着设备的一头吹气，显示屏上就会出现用户的口臭指数，范围从"未检出"到"非常臭"。

嗅觉与气味

气味的本质是微小到看不见的微粒。随着你的呼吸，这些微粒进入你的鼻腔。鼻腔里有数以百万计的神经末梢；神经末梢感知到这些微粒，向大脑发出信号。最后，大脑会判断出你嗅到的是什么。

鼻子可以分辨多达10000种不同的气味。气味可以触发你记起过去的某个事件以及你当时的感受。

心脏

心脏大约位于两肺之间的胸腔中部，而非如很多人认为的位置非常偏左。

心脏是一台输送血液的"泵"，有 4 个腔室。心脏将含氧量低的血液泵送至肺部，并在肺部进行氧气交换，之后再将富含氧气的血液泵送至全身。

心脏的 4 个腔室之间有瓣膜，这样可以确保血液朝固定方向单向流动，防止逆流。你听到的心脏"砰砰"跳动的声音，正是这些瓣膜的开合声。

心脏的跳动是由心脑肌细胞产生的电脉冲触发的。如果心肌细胞不能自发产生电流，医生会在体内植入人工起搏器，以达到同样的效果。

人的心脏平均每天跳动 10 万次。在人的一生中，心脏总共要跳动约 30 亿次。

心脏泵出的血液只需约 20 秒即可抵达全身各部位。

动脉 将富含氧气的血液从心脏输送至器官。

静脉 将含氧量低的血液从器官输送回心脏。

毛细血管 毛细血管是人体最小的血管。它们连接动脉与组织、组织与静脉。毛细血管的血管壁很薄，物质可以轻易穿透。这意味着氧气和其他营养物质可以从血液进出人体组织，代谢废物也可以被运回血液，并经血液输送到肺、肾等器官后排出。

血型 血型主要有 4 种：A 型、B 型、AB 型和 O 型。有时候，病人需要接受来自其他人的血液。你的血型决定了你可以向哪些人输血，也决定了你可以从哪些人那里接受输血。

血型	可以向谁输血	可以从谁那里接受输血
A 型	A 型和 AB 型	A 型和 O 型
B 型	B 型和 AB 型	B 型和 O 型
AB 型	AB 型	A 型、B 型、AB 型和 O 型
O 型	A 型、B 型、AB 型和 O 型	O 型

血液中有什么

细胞名称	作用
红细胞	携带、运输氧气
白细胞	抗感染
血小板	凝血、止血
血浆	携带和运输营养物质、酶和激素等

1 滴血中含有 500 万个红细胞。

海星和海胆体内没有血液，取而代之的是，它们把海水泵送到全身。

打喷嚏

打喷嚏是鼻子特有的快速排出异物的方法。

喷嚏中的病菌可以在空气中悬浮长达 1 小时。

即使你打喷嚏时没有闭眼睛，眼球也不会掉出来的。

一个喷嚏里含有多达 600 万个病毒。

喷嚏的世界纪录由一名 12 岁的英国女孩保持——她在 1981 年到 1983 年的两年半时间内不停打喷嚏，每年总计打喷嚏约 100 万次。

测视力

站在距视力表 2.25 米远处，如果你能够清晰地看到第 7 行中的字母，说明你视力正常。如果可以从上往下读到最后一行，那么你的视力很好。如果你连第一行都看不清，那就赶紧预约眼科医生看看吧。

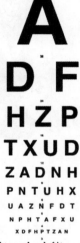

肾脏

肾脏位于后腰处，左右两边各有一枚。肾脏主要有 3 个功能：

1. 排出尿素。尿素是人体分解蛋白质后的代谢产物，溶于水，被输送并储存在膀胱中，最后被排出体外。这就是尿液。

2. 调节盐分。如果血液中含有人体从食物中摄入的过多盐分，这些盐分可经过肾脏过滤排出体外。

3. 调节水分。为了维持正常的生理活动，人体内所含的水分必须维持在一个稳定的水平。人体通过食物和饮料获取水分，也通过出汗和呼吸排出一定水分，但绝大多数多余水分是以尿液形式排出体外的。

肾脏将身体中多余的水分、盐和化学物质等排出体外，形成尿液。肾脏每天过滤的血液多达 180 升。

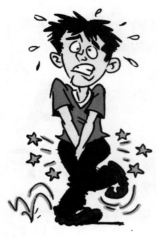

尿液　人体每天产生约 1500 毫升尿液。

尿液储存于膀胱，膀胱充满尿液后像气球一样膨大。此时，膀胱壁向大脑发出信号，表示需要排空膀胱中的尿液。

当你排尿的时候，全身很多肌肉都协同参与这一过程。首先胃部肌肉对膀胱施加压力，膈膜下降，使你屏住呼吸。最后盆底肌放松，使你的尿液得以通过尿道排出身体。

糖尿病是由于人体缺乏"胰岛素"而导致的。人体需要胰岛素来调节血液中的血糖水平。糖尿病的并发症包括：肾脏损伤、视力衰退、血管损伤、昏迷甚至死亡。糖尿病病人的尿液和呼吸都有甜味，这也是"糖尿病"名称的由来。在中世纪时期，医生们通过品尝病人的尿液判断病人是否患有糖尿病。

舌头

舌头是人体最强壮的肌肉之一。

舌尖上的白斑和黄色的舌苔表示你可能生病了。

你能把舌头卷成管状吗？这种能力是由遗传决定的，就像眼睛的颜色一样。你要么会，要么不会，通过练习是学不会的！

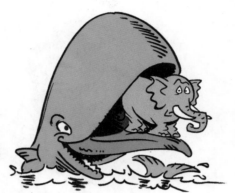

※ 鳄鱼的舌头伸不出嘴巴。

※ 变色龙的舌头伸出后可以达到身体的 1.5 倍长。

※ 有些动物的舌头是蓝色的，比如澳洲蓝舌蜥蜴和松狮犬。

※ 蓝鲸舌头的大小和重量都与一头成年大象接近。

> 当我们说话时，通过改变舌头的位置发出不同的声音。例如，想要发出"t"的声音，舌尖要顶住上颚。想要发出"th"的声音，舌尖要位于牙齿中间。

牙齿

切牙　切牙有一个锋利的面，可以将食物切断。

成年人有 8 颗切牙。

尖牙　尖牙有长而尖的末端，可以将食物揪住撕开。

成年人有 4 颗尖牙。

前磨牙　前磨牙有两个凸起的边缘，可以咀嚼食物。

磨牙　磨牙有一个较为平坦的表面，可以咀嚼食物。

儿童有 4 颗磨牙，成人有 8 颗。另外，成年后长出的 4 颗智齿也属于磨牙。

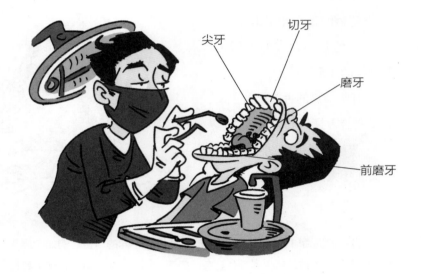

尖牙　切牙　磨牙　前磨牙

年龄	牙齿生长情况
6 个月	牙龈中开始长出乳牙。
2 岁	20 颗乳牙已经完全长出。
6 岁	由于恒牙开始发育，会将位于上方的乳牙逐一顶出，造成乳牙的脱落。
13 岁	28 颗恒牙已经完全长出。
20 岁	最里面的 4 颗智齿长出。
70 岁及以上	由于牙龈萎缩，牙齿开始掉落。

牙釉质是人体中最为坚硬的物质。

粪便

便便是有臭味的消化残渣，学名"粪便"。粪便由食物消化后的残渣和无法消化的物质组成，例如坏死细胞、盐分、黏液、肠液、水和细菌等，此外还有果皮和纤维等。

> 一边便便一边说话时，声音会发生改变。当你的胃部肌肉用力时，喉头会自发关闭，此时你说话的声音就和年迈的摇滚乐手一样低沉。

便便中超过一半的固体物质被认为由细菌组成，种类达到1000多种。一个人每天排出的细菌约有1000亿个。

一个人每天产生的粪便为65—200克，其臭味主要源于其中的化学物质"吲哚"和"甲基吲哚"（粪臭素）。

胃部产生过多气体的情况称为"胃肠胀气"。这些气体由细菌产生，能帮助你消化食物。这些气体进入直肠后就成为你放出的"屁"。人类平均每天放屁14次。

> 屎壳郎以动物粪便为食。一些屎壳郎会把便便滚成球状，推进它的洞穴并在里面产卵。

哪种痛更痛

※ 被冰激凌（冻得）头痛。

※ 口腔溃疡。

※ 被纸片划伤。

如何制止打嗝

※ 屏住呼吸，数到 10。

※ 朝着纸袋子慢慢地深深呼气。

※ 舌头向后缩。

※ 从杯子的一边喝水。

※ 将要打嗝时用力拍手。

※ 想办法让自己打喷嚏——喷嚏可以止住打嗝。

※ 向前弯腰，让头处于两腿之间，然后努力喝水（自下而上吸水）。

※ 请一位朋友制造一个惊吓，让你吓一大跳。

鼻涕

鼻涕是鼻窦分泌出的黏液，鼻窦是位于头盖骨中的小孔。鼻涕有助于保护人体免受病菌、花粉和粉尘的侵害。这些微粒进入鼻子后就被黏糊糊的鼻涕粘住，从而不能进入肺部。鼻涕的主要成分是水，不过也含有盐分和黏蛋白（一种含糖的蛋白质）。

骨骼

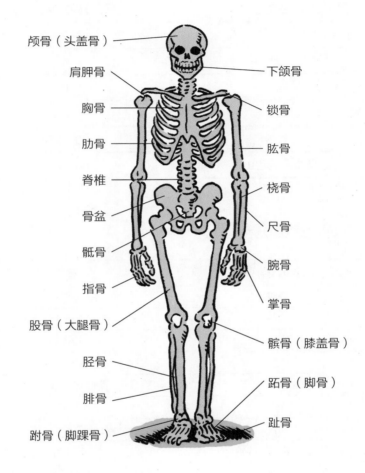

颅骨（头盖骨）

肩胛骨

胸骨

肋骨

脊椎

骨盆

骶骨

指骨

股骨（大腿骨）

胫骨

腓骨

跗骨（脚踝骨）

下颌骨

锁骨

肱骨

桡骨

尺骨

腕骨

掌骨

髌骨（膝盖骨）

跖骨（脚骨）

趾骨

骨骼定期再生。每 7 年左右再生的骨质相当于一副完整的新骨架。

几条腿

生物	腿的条数
人	2
狗	4
昆虫	6
蜘蛛	8
蜈蚣	30—354
马陆（千足虫）	80—750

人体器官有多重

器官	重量
胰脏	85—100 克
脾脏	115 克
肾脏	170 克
心脏	0.5 千克
肺	两侧各 0.5 千克
脑	1.5 千克
肝	2 千克
血液	5 千克
皮肤	6 平方米
肠道	7.5 米长
肌肉	肌肉约占男性体重的 42%，约占女性体重的 36%

神经

神经细胞负责将信号传入、传出大脑。神经如同电话线一样遍布人体全身，它们将身体的各个部位与大脑和脊髓相连接，并且以50—60米/秒的速度传输信号。

数千个神经细胞聚拢在一起，形成神经束。神经束非常脆弱，因此大部分深埋于体内，从而避免受伤。如果神经束就位于皮肤下方浅表处，那么就要引起注意了。例如，尺骨神经从手臂延伸到手腕和手指，这个神经束在手肘处特别脆弱。如果在手肘的尺骨端敲击，那么酸麻的感觉将向下延伸到你的手臂，因此这个位置也被称为"麻骨"。

你脑中的神经细胞数量比银河系所有星星加起来的数量还要多。

人脑的解剖结构

人脑的不同部位执行不同的功能，这才使我们成为我们自己：

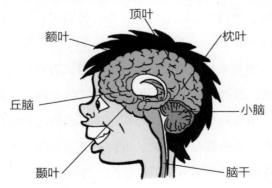

顶叶

额叶

枕叶

丘脑

小脑

颞叶

脑干

大脑部位	功能
额叶	额叶影响人的性格、抽象思维、推理判断、社交行为和语言能力。
顶叶	顶叶负责对触碰、压力、温度和疼痛的感知。
枕叶	枕叶与视觉有关。
颞叶	颞叶与听力和记忆有关。
丘脑	丘脑接收感觉信息。
脑干	脑干控制呼吸、消化、心率和血压。
小脑	小脑负责调节身体的平衡、运动和肌肉的协调。

记忆

记忆的分类　人脑中储存的记忆有几百万种。其中短期记忆（或工作记忆）通常在一小段时间后就被忘记，记住包的摆放位置或者记得要写回家作业，这些都属于短期记忆的范围。不过，有些信息会让你记得很久很久，这些就属于长期记忆。长期记忆所记住的通常是重要的情绪体验，或是与生存密切相关的事。例如打开生日礼物时的体验，或者对于热水烫到自己的记忆，等等。长期记忆可以持续数天、数周，甚至牢记一辈子。

改善记忆　想要大幅提高记忆能力，可以试着将所要记忆的事物与图像关联起来，或者使用一些帮助记忆的"助记词"。助记词是包含记忆线索的单词或句子。例如，想要记住彩虹的七种颜色，可以回忆毛主席诗词中"赤橙黄绿青蓝紫，谁持彩练当空舞"的句子，句中的"赤橙黄绿青蓝紫"分别对应了彩虹的7种颜色。

不过，有时候这种关联记忆的模式也会使我们产生记忆错误。比如看到了一些图像或单词，你很有可能自以为还"记得"一个相关的词，而实际上它并未在列。例如，看到"铅笔""蜡笔""颜料"，你可能"记得"还有一个"颜料刷"。

> 大脑重量约 1.4 千克，约占人体体重的 2%。大脑的形状很像一个巨大的胡桃。

出汗是怎么回事

1. 大脑意识到你正处于炎热、惊恐或紧张的状态。
2. 汗腺开始分泌汗液，这是一种水和盐的混合物。
3. 汗液经由一个导管输送到皮肤表面。
4. 汗液可以传导热量。热量使汗液中的水分子加速运动，水的蒸发带走了热量，从而降低了体温。
5. 汗液蒸发后，其中的钠盐和钾盐会留在皮肤表面，这也是出汗后皮肤表面尝起来有咸味的原因。

肌肉

骨骼肌（随意肌）　骨骼肌使身体得以运动，你可以根据自己的意愿控制它们。

平滑肌（不随意肌）　平滑肌位于内脏的壁上，如肠壁上。这些肌肉的运动不受你的意志控制。

心肌　心肌是构成心脏的肌肉。心肌自主收缩，频率每天可达10万次之多。

眼睛内的肌肉是人体运动速度最快的肌肉。

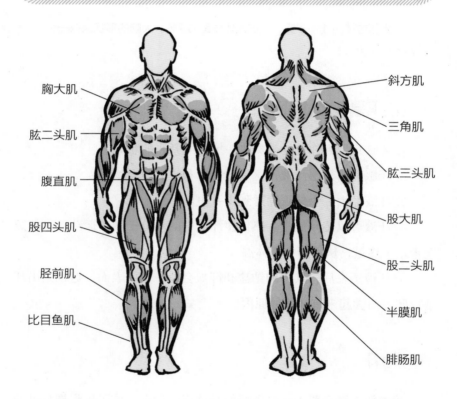

胸大肌

肱二头肌

腹直肌

股四头肌

胫前肌

比目鱼肌

斜方肌

三角肌

肱三头肌

股大肌

股二头肌

半膜肌

腓肠肌

人体中最小的肌肉是耳内的"镫骨肌"。镫骨肌可以阻止噪音对耳膜造成过度振动，从而保护耳朵。

眼睛

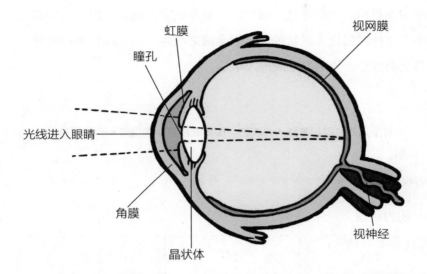

光线射入你的眼睛后，经过角膜和晶状体的折射，聚焦在眼球背后的视网膜上，形成图像。这个过程形成的图像上下颠倒，但你的大脑在处理信息时会将图像翻转回来。事实上，如果你戴着特殊的眼镜，使光线照射入眼之前即发生翻转，那么这些光线在你的视网膜上所呈现的图像是正向的。这时，你的大脑会先将图像翻转，然后意识到这是错误的，并且再次把图像翻转，最后仍然成为正立的正确图像。

猫可以在黑夜中看清东西，因为它们的眼球背后有一层镜子一样的膜，称为"照膜"。照膜可使光线再次通过视觉细胞，使视觉细胞能够捕捉到每一个进入眼睛的光子。

23

虹膜　眼睛中的有色部分就是虹膜。你虹膜的颜色可能是棕色、绿色、浅褐色或者绿色，但虹膜有颜色不只是为了好看。事实上，虹膜是一圈肌肉。当阳光过于强烈时，虹膜收缩，使得虹膜中间的瞳孔变小，这样照射进入眼睛的光线就会随之减少。在光线昏暗的时候，虹膜又会放松，使更多光线进入眼睛。

> 每个人的虹膜都是独一无二的，因此虹膜可以像指纹一样用于身份识别。

视力问题

近视	远视	散光
对于远处物体难以聚焦成像。	对于近处物体难以聚焦成像。	对于远处和近处物体都难以聚焦成像。
远处物体发出的光在视网膜前方汇聚。	近处物体发出的光在视网膜后方汇聚。	光线分散，无法汇聚。
眼球前后径过长，或者晶状体过于弯曲。	眼球前后径过短，或者晶状体不够弯曲。	晶状体呈橄榄球状的椭圆形，而非足球状的圆形。

是奶还是汗

雌性哺乳动物分泌的乳汁其实是体液的一种。这意味着当你喝牛奶的时候，你其实是在喝母牛分泌的体液（就和汗液一样）。

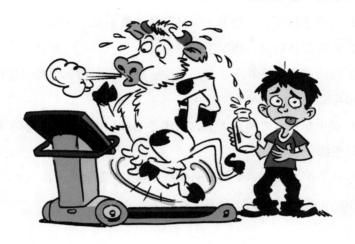

手

只有灵长类动物才有手，其他动物只有爪子或蹄趾。人类的手掌上有五根手指，分别是：拇指、食指、中指、无名指、小指。

你的大拇指不仅灵活，而且可与其余四指"相对"，因此可以方便地抓握东西。经过训练后，手可以完成非常精密而复杂的动作，例如绘画、编制、打字、演奏乐器等。手也可以握成拳头。

印度的什里达尔·琪拉尔从1952年起就再也没有剪过左手手指甲。目前这五根手指的手指甲总长已经达到6.15米。由于50年没有剪过的指甲实在太重，他的手已经因为不堪重负而发生了永久性变形。

手部动作五项全能

1. 弯曲手指第一个指节，保持其他关节不动。

2. 大拇指往后翻，碰触手腕。

3. 行"瓦肯举手礼"。伸出手掌，分开无名指和中指，保持其他手指相互靠拢，形成一个 V 字形。

4. 双手相对，弯曲指关节，发出"啪啪"的关节弹响。（对，这声音有些像在放屁！）

5. 双手举到胸前，中指之间相触，做出"墨西哥人浪"（波浪舞）的动作。

手相　　"手相学"认为，通过手的形状和大小，可以推测一个人的性格。

手的形状	性格表现
手掌长、手指短	直觉敏锐、爱冲动
手掌长、手指也长	情绪化、性格敏感
手掌方形、手指短	性格务实、可靠
手掌方形、手指长	反应敏捷、有智慧

足底反射

足底反射是中医传统医学中的理论，这种理论认为，足底的不同区域对应身体的不同部位。

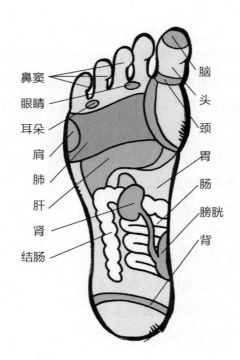

鼻窦
眼睛
耳朵
肩
肺
肝
肾
结肠

脑
头
颈
胃
肠
膀胱
背

身上哪里可以穿孔

耳朵、鼻孔、鼻中隔（两个鼻孔之间）、眉毛、眼皮、舌头、舌系带（位于舌下）、乳头、肚脐、鼻梁、脸颊、嘴唇。

苏格兰的伊莱恩·戴维森保持着"拥有最多体环"的世界纪录——足足有 720 枚！

肝脏

肝脏是体内最大的内脏器官，具有重要的生理功能，包括：

1. 调节血糖。肝脏吸收血液中过量的葡萄糖，将其转化为糖原储存。一旦血液中的血糖下降，肝脏又会将糖原重新转化为葡萄糖，释放到血液中。

2. 将脂肪转化为可供使用和储藏的能量。

3. 储存维生素和矿物质。

4. 分泌胆汁，以供消化。

5. 分解蛋白质，以供人体使用。

6. 吸收血液中的激素。

7. 吸收、分解血液中的有毒物质。

8. 去除血液中的细菌和陈旧细胞。

9. 制造血液凝集所需的蛋白质。

呼吸

肺位于胸腔内，共有两个，分别位于心脏的两侧。当你吸气时，空气从鼻子和嘴巴进入身体，经过气道后沿着左右气管流入两侧的肺。

在肺的内部，空气沿着越分越细的支气管进入肺泡。你的身体内共有约 3 亿个微小的囊泡状肺泡。肺泡中的氧气穿过毛细血管的单层血管壁进入血液，然后这些富含氧气的血液由心脏泵送至全身的各个组织。这些组织中的废物，包括二氧化碳，再经过血液循环输送回肺部，再次进行气体交换后，通过呼吸排出。除了正常呼吸外，有时候你也会打喷嚏。这是为了排出进入鼻腔的微小刺激物颗粒，比如灰尘等。当你打喷嚏时，空气速度可以达到 100 千米 / 时。

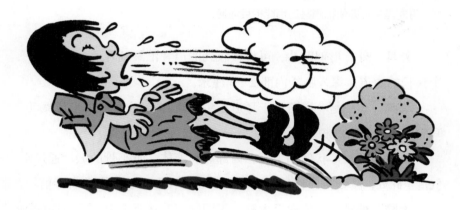

听觉

当物体移动或振动时，就产生了声音。声音通过空气传播，速度为 343 米 / 秒。人的耳朵接收到这些声音后，再将信息传递至大脑，然后大脑就可以分辨出声音的来源和种类。

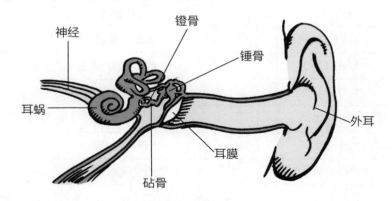

神经　镫骨　锤骨　外耳　耳蜗　耳膜　砧骨

声音不仅仅可以通过空气传播。有趣的是，当声音通过某些固体或液体传播时，其速度反而比在空气中传播得更快。声音的这种特性，使得海洋生物即使相隔甚远也能相互沟通。

外耳　外耳形似漏斗，可将接收到的声音汇聚到耳道。耳道是一个狭长的通道，深入脑袋内部 2—3 厘米。

耳膜　耳膜是一层覆盖于耳道尽头的膜。声音在耳膜处形成振动。耳膜的另一头有 3 根"听小骨"——锤骨、砧骨和镫骨。

耳蜗　耳蜗形状像蜗牛壳，内部充满液体。听小骨的振动通过空气传至此处，触动位于此处的数千根细小的"听毛"，从而触发神经信号。

大脑　神经信号传递至大脑。不同的声音在听毛上形成不同的神经信号，再通过大脑翻译成不同的声音。

噪音的衡量单位是分贝（dB）。

噪音大小	声音代表
10 分贝	人的呼吸
50 分贝	正常说话
80 分贝	繁忙的交通
108 分贝	史上最响的打响指
109 分贝	史上最响的打嗝声
120 分贝	摇滚音乐会
129 分贝	史上最响的尖叫声
150 分贝	喷气式飞机起飞
250 分贝	龙卷风内部的声音（对人类致死）

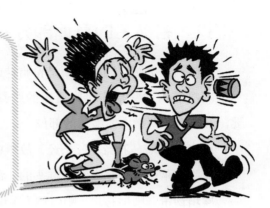

从音乐会等喧闹场所回到家的人有时候会感到耳朵内有刺耳的声音，这就是"耳鸣"。耳鸣是由于过高的噪音损害了耳朵与大脑间的听神经所导致的。

音高 如果把手指轻轻地放在喉咙处，那么你可以感觉到说话时喉咙的震动。音调越高，振动的频率也越高。频率是指振动的快慢，其单位是赫兹（Hz）。人类耳朵能辨别的最低沉的声音约为 20 赫兹，儿童可辨别的高音频率要高于成人。一些动物，例如狗和蝙蝠，可以辨别出人类耳朵无法辨别的高音频率。

立体声 如果声音从侧面传来，那么它抵达两只耳朵的时间和响度会有微小的差别。大脑可以识别这一细微差别，从而使你无须环顾四周也能辨别出声音是从哪个方向传来的。

超声波	次声波
超声波的频率高于人耳可以辨别的范围	次声波的频率低于人耳可以辨别的范围
有些"狗哨"能发出超声波。人耳听不见这些声波，但狗可以听见。	抹香鲸发出的强大次声波甚至可以震晕猎物。
蝙蝠发出的超声波遇到物体后会反弹，形成回声。利用这些回声，蝙蝠得以识别、定位这些物体，包括飞行中的猎物。这使得蝙蝠成为不需要视力的飞行专家。	雪崩、地震、火山喷发等自然灾害会产生次声波，这使得动物们能够接收到自然灾害的预警。

以人名命名的身体部分

阿喀琉斯之踵 阿喀琉斯是希腊神话中的人物。

阿喀琉斯之踵指连接脚后跟的跟骨与小腿后侧腓肠肌之间的肌腱，另外它还特指人体脆弱的部位。

亚当的苹果 亚当是《圣经》故事中的人物。

亚当的苹果指的是喉结，喉头的一部分。

库珀韧带 阿斯特里·帕斯顿·库珀是英国解剖学家、外科医生。

库珀韧带是乳腺中的结缔组织。

达尔文结节 查尔斯·达尔文是英国博物学家。

达尔文结节指耳朵上的尖尖。耳朵多次受伤的情况常见于拳击运动员，他们的这一结节会增厚，形成"菜花样耳"。

法娄皮欧氏管 加布里埃尔·法娄皮欧是 16 世纪解剖学家。

法娄皮欧氏管指输卵管，是连接女性卵巢与子宫之间的管状结构，左右两侧各一根。

面部动作十项全能赛

1. 卷舌头。

2. 动耳朵。

3. 抬眉毛。

4. 眼皮外翻。

5. 两眼斗鸡。

6. 两眼各自转。

7. 舌尖碰鼻子。

8. 眉毛不动，连续张开鼻孔（10 次）。

9. 嘴巴拉成对角线。

10. 梳理头发，但手不碰到头发。

与生长发育有关的那些事

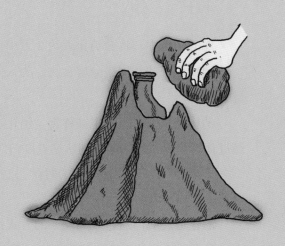

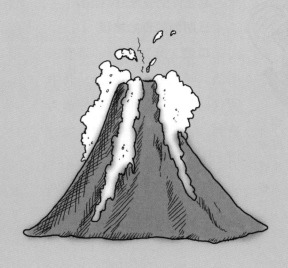

消化

你的一生中，将会消化大约 2 万千克（20 吨）食物。

消化系统的作用是分解食物，为人体的生长、修复提供足够的能量和营养。

消化系统的主通道也被称为"消化道"。消化道的入口是口腔，经过食道、胃、肠，最后到达终点肛门。

胃呈"J"字形。胃部排空的时候，只有拳头大小。不过饱餐一顿后，胃能撑到如足球那么大。

消化道的肌肉通过"蠕动"的方式推动食物。肌肉通过收缩和放松，形成波浪式的运动，从而挤压、推动消化道内的食物。

胃里的消化液中含有盐酸，可以分解蛋白质。胃壁中也有蛋白质，不过胃黏膜能保护胃壁，避免胃壁被胃液消化掉。

三明治的奇妙旅程

口腔　牙齿咬碎、研磨三明治。唾液腺分泌唾液，其中所含的化学物质将淀粉分解为糖类。舌头把食物推向喉咙，便于你吞下食物。

喉咙　食道是一个肌肉构成的管道，将食物团块从咽喉推送到胃部。

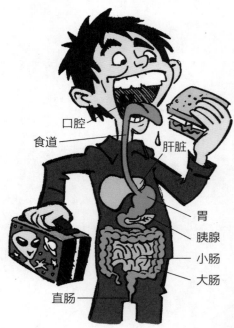

口腔
食道
肝脏
胃
胰腺
小肠
大肠
直肠

胃 食物团块和胃酸以及其他化学物质混合，不断搅拌。这使食物加速分解。胃的底部有一个"阀门"，可以让半消化的食物进入小肠。

小肠 肝脏和胰脏分泌的消化液将食物进一步分解为微粒。小肠内壁的绒毛状突起将营养吸收入血液中。剩余的食物残渣进入大肠。

大肠 食物残渣被细菌分解，成为粪便。随着其中的水分被人体不断吸收，粪便也逐渐变硬。

直肠 粪便聚集在大肠末尾的直肠部分，准备好"排便"了。

食物停留的时间

※ 口腔……3—60 秒

※ 食道……4—8 秒

※ 胃……2—4 小时

※ 小肠……3—5 小时

※ 大肠……30—40 小时

※ 直肠……1—20 分钟

青春期

男孩	女孩
经历一段时间的"变声期"后嗓音变得深沉	嗓音只是稍微变得深沉一些
面部和身体长出毛发	身体长出毛发
肌肉增加	脂肪组织在胸部、臀部和大腿等部位堆积
肩膀变宽	胸部发育
睾丸开始制造精子	出现规律的月经周期

体味　从青春期开始，腋窝和腹股沟的"泌离腺"开始分泌汗液。在压力、情感或性兴奋等的刺激下，这些腺体分泌出无味的乳状物质，在细菌作用下发酵而产生体味。

青春痘　青春痘（粉刺）形成于皮肤毛囊中。皮肤毛囊中含有皮脂腺，可以分泌油脂以保持皮肤柔软、光滑。在青春期，荷尔蒙会促使这些腺体分泌过旺，产生过多皮脂（其成分为油脂和蜡）。如果硬化的皮脂或脱落的表皮细胞将皮脂腺与皮肤表面之间的导管堵塞，那么麻烦就来了。如果情况不严重，产生的不过是一个黑头或者小小的一个突起，但如果周围的皮肤受到感染，那么就会产生红肿、脓包。脓包是由于白细胞聚集起来攻击细菌而形成的。

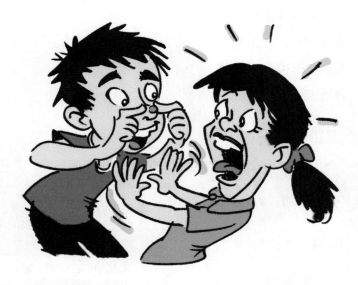

雄性天蚕蛾可以嗅到 5 千米外的雌蛾散发的气息。

婴儿的技能

年龄	技能
0—8 周	对人脸和声音做出微笑反应
2—4 个月	俯卧时可以抬起肩膀
5—6 个月	开始发出咿咿呀呀的声音
5—7 个月	能够翻身
8—12 个月	能爬得很快
10—12 个月	能够在有支撑物的情况下站立
11—13 个月	可以不借助支撑物独自站立
14—16 个月	可以独立行走
16—18 个月	可以听懂简单的指示

身体质量指数（BMI）

身体质量指数（BMI）是衡量身体是否健康的标准。成人的 BMI
计算公式为：

身体质量指数（BMI）＝体重（千克）÷ 身高（米）$_2$

BMI ＜ 18.5 ，体重偏轻

BMI 18.5—23.9，正常

BMI 24—27.9，超重

BMI ≥ 28 ，肥胖

---

*18 岁以下未成年人可通过在线 BMI 计算器计算身体质量指数。

哪里制造

※ 尿液由肾脏制造。

※ 大便由肠道制造。

※ 汗水由汗腺制造。

※ 血液由骨髓制造。

蛆虫的奥秘

过去，人们认为肉腐烂后就会自发长出蛆虫。不过，意大利医生弗朗西斯科·雷迪发明了一种实验装置，证明这种观点是错误的。他在三个烧瓶中各放置一块肉，其中第一个烧瓶敞开瓶口，第二个烧瓶

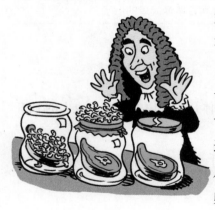

完全密封，第三个烧瓶的瓶口则由纱布覆盖。几天后，敞口的烧瓶中爬满了蛆虫；纱布覆盖的瓶子中，纱布上长出了蛆虫；至于那个完全密封的瓶子，从里到外都没有长出蛆虫。通过这个实验雷迪得出结论：蛆虫并不是从腐烂的肉里长出的，而是苍蝇产的卵长成的。

医生们有时会用某些种类的蛆虫清理伤口处的腐烂组织。这些蛆虫吃掉腐烂的组织，而且不会碰鲜活的组织。当然，千万不能选错蛆虫的品种，因为也有一些蛆虫会吃鲜活组织。

儿童疾病

水痘

病因：病毒感染。

症状：高烧，全身布满红色且瘙痒的斑点或水疱。

传染期：症状发生前 2—3 天至水疱结痂。

麻疹

病因：病毒感染。

症状：高热、流鼻涕、咳嗽、眼睛红肿疼痛。皮疹通常首先出现在脸上，然后向下蔓延到全身，症状可以持续 3 天甚至更久。

传染期：症状出现前 4 天至皮疹出现后的 5 天。

百日咳

病因：细菌感染

症状：气喘、呼吸困难，接着持续咳嗽，有时还伴有呕吐。夜间症状加重。

传染期：传染期始于从第一声喷嚏起，到病情治愈为止。

猩红热

病因：细菌感染。

症状：高热、咽喉痛，舌头质地粗糙呈粉红色"草莓舌"。

传染期：传染期始于症状出现前 2—4 天，但抗生素治疗 5 天后传染性即几乎消失。

风疹

病因：病毒感染。

症状：低烧、身体和头部疼痛，常伴有皮疹。

传染期：传染期始于症状出现前 5—7 天。

腮腺炎

病因：病毒感染。

症状：下巴、面颊和脖子出现腺体肿胀，并伴有高热、头痛。

传染期：传染期始于症状出现前约一周，终于症状消失后约一周。

胎儿的发育

时间	发育状态
受孕	精子卵子相遇，成为受精卵。
1 周	受精卵在母亲的子宫内"着床"，也就是定居下来。
4 周	胎儿的脊索和神经系统开始发育。
8 周	胎儿的耳朵、眼睛和四肢开始分化、形成。
10 周	胎儿初步具备人形。
12 周	胎儿已经长出眉毛和眼睫毛。
16 周	胎儿体长约 15 厘米，可以自由移动了。
28 周	胎儿的皮下脂肪开始形成。
30 周	胎儿已经能够区分白天和黑夜。
34 周	胎儿头朝下，为出生做好了准备。
38 周	胎儿的肺部已经完全发育成熟。
40 周	宝宝出生。

胎位　它指最先进入骨盆的胎儿部位与母体骨盆之间的方位关系。

胎位	状态
双胎交锁	双胞胎宝宝的四肢相互交缠， 这是最难顺产的胎位。
横产式	胎儿是横着的。
足先露	胎儿的一条腿露出来，另一条腿卡住。
臂先露	胎儿的手臂露出来，肩膀卡住。
足式臀位	同时露出两条腿。
弯曲臀位	臀部露出来。
枕后位	头部先露出来，脸头朝前（背对妈妈）。
枕前位	头部先露出来，脸头朝后（面对妈妈）。 这是最为理想的胎位。

已经灭绝的原始人

"人科"起源于非洲，可以追溯到距今 1000 万年前。其中的一些人科物种进化为人类，一些进化为猿类，而更多的则灭绝了。

南方古猿阿尔法种　他们生活在距今 300 万年前的埃塞俄比亚。科学家发现了那个时期的一具女性遗骸，并昵称其为"露西"。当时，发现露西的科学家正在听一首甲壳虫乐队的歌，歌名是《露西在缀满钻石的天空下》。这名露西约 100 厘米高。

能人　意思是"心灵手巧的人"。考古学家把他命名为能人，是因为他已经能够用木头和燧石制造简单的工具。能人身高 140 厘米左右，生活在距今约 200 万年前的坦桑尼亚。

直立人　他们生活在距今约 180 万年前，他可以直立行走，身高约 180 厘米。直立人的遗骸在欧洲和亚洲都有发现，这使得科学家们认为直立人是第一批走出非洲并在其他大洲定居的原始人类。

尼安德特人 他们的足迹遍布欧洲、中东和亚洲西南地区。他们生活在距今 40 万年到 4 万年之间。他们以狩猎采集为生，身材矮小、肌肉发达，并且进化使得他们得以适应冰川时期的严寒。现代人类（智人）与尼安德特人是平行演化而来的。没有人知道尼安德特人是灭绝了，还是与现代智人融合了。

弗洛勒斯人 他们由印度尼西亚弗洛勒斯岛而得名。2003 年，这里首次发现了这种生活在距今 1.8 万年前的原始人类。因为他们的身材十分矮小，只有一米出头，因此也被称为"霍比特人"。

地球上的进化

时间	进化现象
46 亿年前	地球诞生
35 亿年前	出现单细胞生物
5.45 亿年前	出现多细胞生物
5.3 亿年前	出现鱼类
4.3 亿年前	出现陆地植物
3.7 亿年前	出现脊椎动物
2.48 亿年前	几乎所有的生物都灭绝了
2.40 亿年前	出现恐龙
2 亿年前	出现哺乳动物和鸟类
6500 万年前	陆地恐龙灭绝
300 万—400 万年前	出现原始人类
19 万年前	出现现代人类

《物种起源》 1859 年，英国博物学家查尔斯·达尔文出版了理论著作《物种起源》，认为所有的生物都是经过漫长的时期在对环境的适应中进化而来的。这部著作在当时引起了很大轰动。

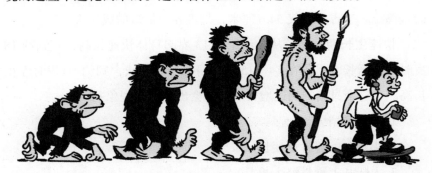

当时的人们认为……	达尔文认为……
上帝创造的世界是一直保持不变的。	世界并不是一成不变的。
上帝在 6 天内创造了世界，并在第 7 天休息。	世界是经过数十亿年进化而来的。
人类与动物不同，且更完美。	人类只是与猿类略有不同的动物而已。

生长发育

大约 7—8 岁时，你的眼睛就停止发育了。

在你的一生中，指甲累计生长约 2.8 米。

在你的一生中，耳朵和鼻子能够持续生长。

巨人症 巨人症是一种疾病，病因是分泌生长激素的脑垂体发生了病变，造成生长激素过度分泌。患有巨人症的人不只是身材高，而且骨骼、下巴、手、脚等部位都比常人更粗大。典型的巨人症患者可以长到2.1—2.4 米。

侏儒症 侏儒症属于遗传疾病，不止发生于人类，也发生于动物和植物之中。侏儒症的患者不能长到正常身高，人类侏儒症患者身体各部位常常比例失常。典型的侏儒症患者身高不超过 1.3 米。尼泊尔的钱德拉·当吉身高仅 54.6 厘米，是世界上最矮的成年人。

快速生长期 女孩从大约 12—13 岁起身体快速长高，直到约 18 岁时不再增长。男孩在 14—15 岁时身高增长最快，到约 20 岁时停止长高。在这个身高的快速增长期内，会出现下列现象：

1. 手、脚增大。

2. 小腿和前臂骨骼变长。

3. 大腿和上臂骨骼生长。

4. 脊柱延伸。

5. 男孩的肩膀和胸变宽，女孩的臀和骨盆变宽。

当你长高一点以后，身体的重心会发生变化。如果这种变化太快（青春期时经常发生），大脑会跟不上，这时候你表现笨拙就在所难免了。

如何锻炼肌肉

你应当每天锻炼肌肉，但不要一次训练太多、太猛。

三角肌（肩部） 俯卧在地上，腹部着地，将双手放在地上，位于肩膀正下方的位置。保持脚夹着地，以肩膀的力量将整个身体抬起。这就是俯卧撑。

胸肌（胸部） 你需要一位朋友的帮助。请他举起手臂，弯曲手肘，向上举起。现在你也采取相同姿势，不过你的手臂放在你朋友的手臂两侧（他的手臂在你的手臂中间）。然后你用力将他的双臂向内夹紧，而他则用力将你的双臂向外推。

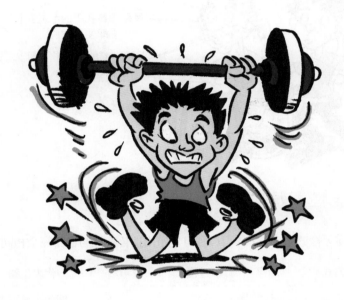

肱二头肌（上臂） 双手举起哑铃，手肘弯曲，收缩肌肉。

腹直肌（腹部） 仰卧在地，抬起膝盖，双手放于头部两侧。现在用腹部的力量抬起肩膀，直到感觉腹部肌肉疲劳。然后慢慢将肩部和头部放下，注意保持姿势，肩膀不要碰触地面。

股四头肌（大腿前侧） 背靠墙壁，站直身体，下蹲呈坐姿。保持一定时间，然后再次站直身体。（靠墙静蹲）

股大肌（臀部） 俯卧。保持双腿伸直，然后努力抬高，使其远离地面。你的双手可以放在臀部，感受臀部的紧张感。

衰老的标志

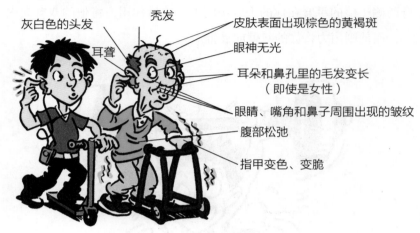

灰白色的头发

秃发

耳聋

皮肤表面出现棕色的黄褐斑

眼神无光

耳朵和鼻孔里的毛发变长
（即使是女性）

眼睛、嘴角和鼻子周围出现的皱纹

腹部松弛

指甲变色、变脆

无性繁殖

在无性繁殖中，个体可以独自繁殖出遗传特征与自己完全相同的后代。

方式	过程	代表生物
分裂	母体细胞一分为二。	细菌、草履虫
出芽	母体细胞上长出"芽体"，脱离后形成独立个体。	水螅、吊兰
芽球	母体内形成由一组细胞构成的"芽孢"，并形成新的个体。	淡水海绵
断裂生殖	母体碎成若干片段，每片发育为独立个体。	变形虫
再生	母体中的一部分脱离母体后，可以发育为独立个体。	海星、海参
孤雌生殖	母体无须受精即可产卵，且产下的卵可以发育为独立个体。	蜜蜂、蜥蜴

蜥蜴的尾巴如果断了，可以再次长出。海星的"足"也一样。有些海星的断足甚至可以再生为完整的海星。蝾螈的四肢都可以再生。蚯蚓如果断成两截，会再生为两条完整的蚯蚓。

有性生殖

女性的卵子与男性的精子相遇，成为受精卵，然后发育为一个人类宝宝。卵子与精子结合的过程称为受精，此过程中男子释放数以百万计的精子，这些精子向卵子游动，最先抵达卵子的精子使卵子受精。然后受精卵在子宫壁上"着床"，最后开始发育成小宝宝。

第一性征

男性：阴茎、睾丸

男性的睾丸从青春期开始产生大量精子，数量可达每天2亿个（每秒1500个）。没有射出的精子会被身体吸收。

女性：卵巢、子宫、输卵管、阴道

女性出生时，卵巢内就含有未来一生所需的全部卵泡。从青春期开始，女性每月成熟一枚卵泡并释放到子宫。子宫内壁随之增厚，为受孕做好准备。如果卵子成功与精子结合，那么受精卵将在这层子宫壁内着床、发育。反之，没有受孕的卵子将与子宫壁的碎片一起排出体外，这个过程就是月经，也就是俗称的"大姨妈"。

动物的有性生殖　雄性和雌性鸟类的身体上都有一个泄殖腔。交配中的两只鸟将泄殖腔靠在一起，精子即会游向卵子。这个过程发生得很快，雨燕甚至可以一边飞行一边交配。

雄性蝎子将自己的精子分泌到一个特殊的包裹中，并将包裹放到地上。随后，它将雌性蝎子引诱到精子所在的地方，包裹上的一个特殊钩子会勾住雌性的生殖孔开口。如此一来，精子即可进入雌性蝎子体内，使其受孕。

雌性三文鱼在浅水河滩上产卵，雄性则在这些卵上射出精子。雌性三文鱼随后用鹅卵石或沙砾掩盖鱼卵。

酶

酶是能够加速身体内部化学反应的分子。我们所咀嚼过的食物，在酶和其他物质的作用下分解为身体可以吸收利用的小分子。

淀粉酶 淀粉酶可将面包、意大利面、土豆等淀粉类食物中的淀粉分解为葡萄糖等糖类物质，提供身体所需能量。

蛋白酶 蛋白酶可将鱼、肉、大豆等蛋白质食物分解为氨基酸，供身体合成、利用。

脂肪酶 脂肪酶可将植物油、乳制品等脂类食物分解为脂肪酸和甘油，提供身体所需能量。

激素

激素是人体内分泌腺所产生的特殊化学物质。激素被释放到血液里后，经血液循环抵达其对应的作用器官。激素可以控制、调节机体的生理过程，如生长等。人体的重要激素包括：

胰岛素　胰岛素由胰岛分泌，负责调控身体的血糖水平。

肾上腺素　肾上腺素由肾上腺分泌。肾上腺素帮助人体应对压力、过度劳累和危险的环境。

雌激素　雌激素是女性卵巢分泌的性激素。雌激素影响女性的身体和性征发育，如女性体型、乳房发育和排卵等。

睾酮　睾酮是男性睾丸分泌的性激素。睾酮影响男性的身体和性征发育，如胡须的生长和精子的生成等。

> 类固醇是人体自然产生的化学物质，但也可以在实验室中合成。男性的雄性激素（睾酮）和女性的雌激素都属于类固醇。"合成类固醇"由睾酮转化而来，最初用于帮助极低体重的人增重，不过后来健美和体操运动员也使用合成类固醇来增长肌肉。这不仅仅是作弊行为，也会导致使用者年轻时就患上心脏病和肾衰竭等疾病。

听懂身体的语言

放屁　放屁的声音是气体排出时肛门发生振动产生的。你可以试着用嘴巴模拟放屁的声音，原理也是一样的。

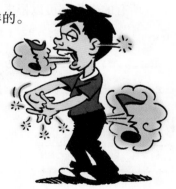

> 每次闻到放屁的味道时，你其实吸入的是放屁的人排出的微粒。

打嗝 打嗝的时候，空气从体内反流，推开位于口腔后方的"会厌软骨"。会厌软骨能够在你吞下食物时防止食物误入气管，当其被反向推开时就会发出"嗝"的一声。

手指弹响 当你双手十指交叉、并用力向外推时，就有可能听到"咔哒咔哒"的响声。实际上，你正在轻微地拉伸关节腔。如果拉伸得恰到好处，你会感到骨头中的压力减小。此时，关节腔内的液体中形成气泡，发出"咔哒咔哒"的声音。

耳朵里的爆破声 这是小气泡从你的鼻子后方进入耳朵时发出的声音。当你坐飞机时，飞机的飞行高度发生急剧变化，导致气压也发生相应变化。你的耳膜两侧需要有空气存在才能感知声音的振动，不然你就无法正常听见声音。所以当耳膜内外的气压不同时，你会感觉耳朵"好像堵住了"。这时，如果你能够做出吞咽、拧鼻子或者吹气等动作，那么随着"啵"的一声，空气从鼻子后方进入耳朵，两边的气压得以平衡，你的听力也就随之恢复了。

用科学分类法描述生物

所有的生物都可以根据其共同特征进行分类。从总到分，分别是界、门、纲、目、科、属、种。

分类	例子
界	动物界
门	脊索动物门
纲	哺乳动物纲

（续表）

分类	例子
目	灵长目
科	人科
属	人属
种	现代智人

膳食平衡

我们的维生素和矿物质

维生素	作用	来源
维生素 A	维持眼睛、皮肤、免疫系统的正常运作	胡萝卜、芝士
维生素 B	维持精力，保证血液、神经系统和皮肤的正常运作	酵母、全麦
维生素 C	对于免疫系统、肌腱、韧带和皮肤很重要	柑橘类水果、土豆
维生素 D	维持骨骼和牙齿密度	鸡蛋、牛奶、阳光
维生素 E	维持免疫系统、神经系统和皮肤健康	绿色蔬菜、坚果
铁	是红细胞所必需的	红肉、绿色蔬菜
钙	维持骨骼和牙齿密度	牛奶、酸奶、芝士
锌	维持酶和免疫系统的生理功能	绿色蔬菜、芝士、种子

学校的营养配餐是根据膳食指南进行搭配的，必须包括：

每周 3 次以上的富含碳水化合物的食物（不经过油脂加工）；

每周 2 次以上的红肉；

每周 1 次以上的鱼肉；

每周 2 次以上的水果；

……

营养学家推荐每天的饮食应包括如下种类：

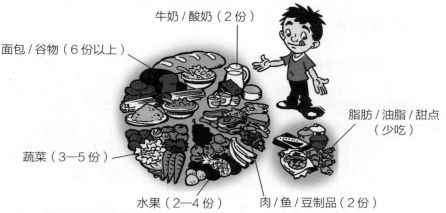

牛奶 / 酸奶（2 份）

面包 / 谷物（6 份以上）

脂肪 / 油脂 / 甜点（少吃）

蔬菜（3—5 份）

水果（2—4 份）

肉 / 鱼 / 豆制品（2 份）

食物营养及其作用

营养成分	作用	来源
碳水化合物	提供能量	谷物、面包、土豆、通心粉
蛋白质	帮助身体生长、发育和修复	鱼、肉、奶、芝士、大豆
油脂	提供能量，帮助身体修复和合成激素	烹调油、黄油、坚果、种子
纤维	促进消化	全谷物、水果、蔬菜
维生素和矿物质	维持身体各项机能	水果、蔬菜、乳制品、鱼、谷物、动物肝脏

冠心病是导致人类猝死的主要原因，冠心病死亡的人数占全球死亡总数的 12%。造成冠心病的主要风险因素包括：吸烟、高血压、高胆固醇水平等。

能量

食物中所含的能量以 1000 卡（千卡，kcal）为单位。1 千卡等于将 1 千克水加热上升 1℃ 所需的能量。身体需要能量以供生长、运动和完成包括呼吸、保温、血液循环等在内的生理功能。如果饮食中摄入的能量小于身体所需，那么你的体重就会降低。每降低 0.45 千克体重，意味着饮食中摄入的能量比身体消耗的少了 3500 千卡。反之，如果饮食中摄入的能量多于身体所需，那么体重就会增加。每增加 0.45 千克体重，意味着饮食中摄入的能量比身体消耗的多了 3500 千卡。每个人对于能量的需求不同，主要取决于其年龄、性别和个体差异。下面是一个粗略的能量需求建议：

每日所需能量

年龄	男性	女性
1—4 岁	1200 千卡	1100 千卡
5—10 岁	1800 千卡	1600 千卡
11—14 岁	2200 千卡	1800 千卡
15—18 岁	2800 千卡	2100 千卡
成人	2500 千卡	2000 千卡

"两足动物"

站立身体以两只脚行走的行为称为"直立行走"或"两足运动"，这种特性是人类与猩猩最显著的差异。一般认为，气候变化导致了森林的破坏，树与树之间出现了开阔的空间，而直立行走正是适应这一变化的生存策略。

你是"标准比例"吗

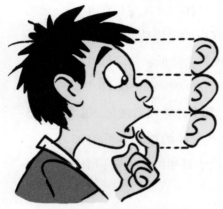

根据"标准比例"，你的身高应该

……是手长的 10 倍。

……是手肘到指尖距离的5倍。

……是肩宽的 4 倍。

……两臂一字伸直后，与两侧指尖的间距相当。

根据"标准比例"，你的脸长应该

……是下巴到鼻孔间距的3倍。

……是发际线到眉毛距离的 3 倍。

……是耳朵长度的 3 倍。

基因

有性生殖中，后代的生理是由基因决定的。基因是 DNA（脱氧核糖核酸）分子链，含有关于机体生老病死的遗传指令。基因的指令也许使你成为一个大鼻子、小耳朵、绿眼睛、大长腿的人。你的基因一部分来自父亲，一部分来自母亲，也许还有一些来自祖父母甚至你从未见过的远古祖先。

如果你的父亲有个大鼻子，而你的母亲有个小鼻子，那么这并不意味着你的鼻子正好是中等大小的。你的 DNA 中有分别来自父亲和母亲的两套指令。有时候两套指令共同发挥作用，而另一些时候只有一套指令在发挥作用，另一套未被打开的指令则保持沉默。这套沉默的指令可能在你的孩子，或者孩子的孩子身上才被打开。

你身体中的每个细胞都含有专属于你的 DNA。犯罪现场发现的 DNA 有助于警探侦破案件，这些 DNA 存在于毛发、皮肤碎屑、血滴或身体的任何部位。只需要极微量的 DNA 即可鉴别出罪犯的身份。

克隆 生殖性克隆可以"备份"出与现有动物一模一样的复制品。克隆时，科学家首先把卵子中的遗传信息去除，再注入想要克隆的那个动物的遗传信息。在电流的刺激下，这枚卵子开始胚胎发育。当发育到一定阶段时，胚胎被植入雌性动物体内，继续发育直到胚胎成熟、出生。

目前，科学家们已经成功克隆了：

羊（名为"多利"）

骡子（名为"爱达荷州宝石"）

猫（名为"CC"）

5 只小猪（分别名为"诺尔、安琪儿、斯塔尔、乔伊和玛丽"）

健康、疾病与治疗

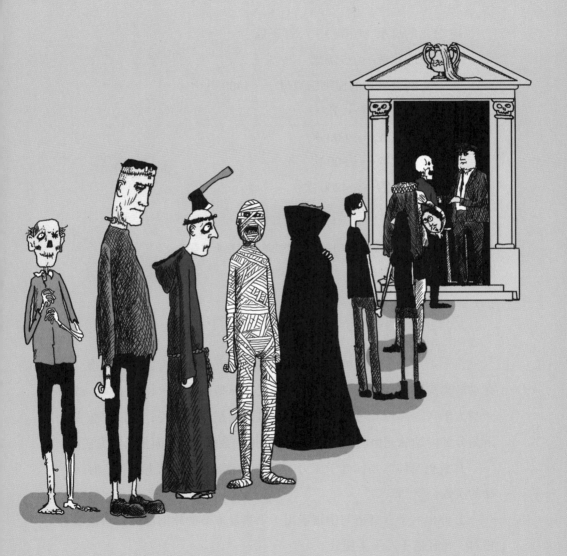

一小时内，人体……

※ 分泌的口水（唾液）……4 汤匙

※ 分泌的尿液……5 汤匙

※ 产生和被破坏的血细胞数量……1400 万个

※ 放屁的次数……1 次

※ 眨眼的次数……600 次

※ 呼吸的次数……900 次

※ 心跳的次数……4200 次

一个人一天内分泌的口水，多到能够装满整个午餐盒。

如何自测脉搏

随着心脏的每一次搏动，你的动脉律动充血的节奏，就是脉搏。在动脉离皮肤表面较近处，你可以感受到脉搏的存在，比如手腕、脖子和太阳穴等部位。想要知道你的心脏跳动是快还是慢，只需要数一下每分钟内动脉充血的次数，也就是脉搏次数即可。下面是具体方法：

1. 放松身体。当你处于压力、激动或刚运动完的状态时，心脏跳动的次数会增加。

2. 伸出右手，食指与中指指腹（手指最末节的软肉部分，与指甲相对）轻轻搭于左手手腕处。

3. 数出一分钟内你感受到的血管跳动次数。这就相当于你的心跳次数。

4. 对照下面的数据，看看你的脉搏次数正常吗？

健康的脉搏次数

※1 岁—10 岁：60—140 次 / 分

※10 岁以上：60—100 次 / 分

※ 运动员：40—60 次 / 分

人体寄生虫

蛔虫　蛔虫长得有点像粉白色的蚯蚓，最长能够长到 35 厘米，直径同铅笔一般粗。感染蛔虫最常见的原因是接触了被虫卵污染的土壤，然后在抓取食物的时候经口传播（所以勤洗手很重要！）。

鞭虫　鞭虫形状弯曲，像一条鞭子。鞭虫的横截面是圆形的，长度在 2.5—5 厘米之间。如果接触到被虫卵污染的土壤或食用未经清洗的蔬菜，就可能感染鞭虫。

蛲虫　蛲虫是细线状、圆形的白色寄生虫。它们寄生于小肠，夜晚爬出肛门，在附近皮肤处产卵。

钩虫　如果你踩过被人类粪便污染的土壤，那么钩虫就可能进入你的身体。它们的幼虫刺破你的皮肤，经过血管进入肺部，最后抵达小肠。

绦虫　绦虫是扁平丝带状的，其长度可达 9 厘米。绦虫卵存在于未煮熟的猪肉、牛肉或鱼肉中。它们会吸附于小肠壁上，直接将养分吸收至体内。

急救箱里有什么

※ 棉花球……清洁伤口

※ 镊子……夹取碎片

※ 剪刀……剪开绷带

※ 敷料和绷带……覆盖伤口

※ 安全别针……固定敷料

※ 洗眼器……用于冲洗不慎入眼的化学物质

※ 消毒药膏……保护小伤口免于感染

※ 弹性绷带……扭伤时用于固定

※ 黏性敷料……覆盖伤口，便于伤口愈合

如果有人晕倒了，该怎么办

1. 令伤者平躺，抬高支起他的双腿。

2. 保证充足的新鲜空气。

3. 安抚其情绪，让他慢慢坐起。

如果有人噎住了，该怎么办

1. 站在伤者背后，一只手握成拳头放在其胸骨之下。

2. 另一只手紧紧抓住拳头，用力且快速按压胸腔，每 3 秒 1 次，连续 5 次。

3. 重复这个过程，直到伤者将堵在喉咙的物体咳出。这就是"海姆立克急救法"。

太空病

运动症 失重的情况下，你的脚和踝关节不再发出在下面的信号，因此你会感觉到似乎一切都颠倒过来了。

肌肉萎缩 在地球上，骨骼和肌肉要不断抵抗重力作用。在太空中，肌肉无须像在地球上时那样辛苦，因此它们就会萎缩。

感冒症状 在地球上，重力的作用使体液集中于腿部和胃部。在太空中，体液更多地分布在胸腔、头部，造成颈静脉怒张、脸部肿胀和鼻塞等。

心脏缩小 在失重状态下，心脏泵送血液不必像在地球上时那么用力，因此心脏大小将缩小三分之一。

骨骼变脆 在地球上，你的身体能感知骨架中哪些部位需要特别强壮，而失重会使身体失去感知。如果在太空中旅行了很长时间，那么当你回到地球后你的骨架可能会无法支撑你的身体重量。

免疫力下降 在太空旅行时，人体中的白细胞数量将会减少，但其中的原因至今不明。白细胞对于抵抗感染至关重要，因此太空旅行者很容易生病。

1984—1990 年，致病的大肠杆菌在环绕地球运行的卫星上存活了 6 年之久。

死亡的标志

尸斑　尸斑的形成，是由于心脏不再提供全身血液循环的动力，使血液沉积在身体较低部位，从而使得皮肤上出现紫红色瘀斑。尸斑于死亡后 20 分钟到 3 小时之间出现。

尸冷　尸冷是指死后人体温度的下降。在这个过程中，尸体温度缓慢而持续地下降，最终将和环境温度一致。

尸僵　尸僵的形成是由于肌肉中发生了化学反应。此时肢体会变得僵硬，无法移动。尸僵形成于死后 3—4 小时间，并且僵硬的肢体在死亡 36 小时以后会再次松弛。

尸体的腐烂　尸体的腐烂从死亡的那一刻就开始了。细菌和体内的化学物质将逐步分解人体组织，产生的气体会使尸体膨胀并散发难闻的恶臭味。如果一具成人尸体被埋于土中，且没有棺木的保护，那么 10—12 年后，这具尸体将变成一具骷髅。

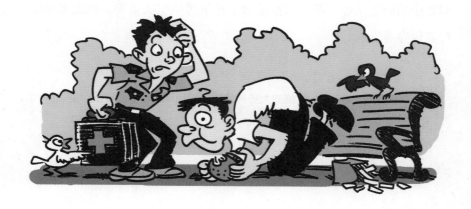

意念的力量

有人认为，意念的力量有时候甚至比身体更强大。在意志力的作用下，人们可以：

※ 光脚走在灼热的炭块上

※ 平躺在满是钉子的木板上

※ 不打麻药的情况下接受手术

※ 徒手击碎木板

※ 徒手抬起汽车，营救事故伤者。

不可弯曲的手臂　你的意志力能不能战胜身体？你能让你的手臂不被弯曲吗？

1. 伸出手臂，肘部微微弯曲，掌心朝上。

2. 尽量放松，但不要让手臂垂下来了。

3. 现在沿手臂方看。

4. 想象你的手臂沿直线无限伸展，一直到很远很远的地方。

5. 保持这种放松、伸展的感觉，请朋友弯曲你的手臂。

6. 如果你的意志力能够战胜身体，那么你的朋友将没有办法弯曲你的手臂。无论他或她有多强壮，或者使用多大的力气。

你知道它们的名字吗

半月痕　手指甲盖上半月形的白色部分。

舌系带　连接舌和口腔底部的带状组织。

鼻小柱　鼻子和上嘴唇之间的皮肤。

巩膜 　眼球前方白色的部分。

酒窝 　脸颊上的浅凹。

头虱

头虱是一种很小的 6 足昆虫，体长只有 3 毫米。

它们用钳子夹住头发，从头皮吸血为生。

它们可以改变身体的颜色，在深色头发中的头虱颜色也较深。

它们每隔 4—6 小时进食一次，每次进食 45 秒。

母虱子在头发的发根部位产卵，每颗卵紧紧附着在头发丝上。

这些虫卵几乎不可能用梳子从头发上梳下来。

母虱子的生命周期约为 30 天，能产下 200—300 枚卵。每枚虫卵经过 10 天孵化成为幼虱。

头虱喜欢干净的头发。

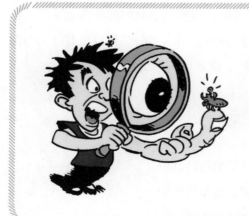

头皮屑并非由于头皮干燥而产生，它是身体的免疫系统在皮肤受到"马拉色氏"霉菌的刺激后作出的反应。

伤口

割伤　因触碰锋利物件造成的整齐伤口，常伴有出血。

撕裂伤　因急剧的牵拉或外力造成的撕裂，常导致淤青或出血。

擦伤　皮肤表面因刮擦造成的伤口。

挫伤　因重击造成皮肤下方血管的破裂，但皮肤并未破裂。

刺伤　因尖锐物品刺入导致的小而深的伤口。

枪伤　因子弹射入导致的伤口，通常深入身体内部。

医生的包里有什么

名称	作用
听诊器	听诊心脏和肺部情况
压舌板	用来压下舌头，以便查看扁桃体
电子体温计	测量体温
音叉	检查听力是否丧失
血糖仪	测量血糖水平
血压计	测量血压
耳镜	借助一盏灯和一个放大镜，检查外耳道等情况
最大呼吸流量计	测试呼吸能力
眼底镜	检查眼底
橡胶锤	敲击膝盖，检查反射能力

测试你的反射弧

1. 将一条腿轻轻搁在另一条退上。

2. 轻轻敲打搁在上面的这条腿的膝盖下方部位。

3. 脚会瞬间踢起。

至少，正常情况下应该会踢起。

流鼻血时该怎么办

1. 用擤鼻涕、以鼻吸气或者咳嗽的方法把鼻子里的血尽量排尽。

2. 以嘴呼吸，用手捏住鼻孔，保持头部向前倾斜。

3. 保持这个姿势 10 分钟，在此期间不要咳嗽、吐口水或偷看鼻血有没有止住。

4. 用一张干净的纸巾把鼻血擦干净。

5. 不要再抠鼻子或戳伤口部位，不然又会流血的！

便便形态量表

这个"便便形态量表"是由英国布里斯托大学的研究人员首先提出的。这个量表罗列了便便的一些常见形态。对了，便便的学名是"粪便"。

第 1 型	形状如同坚果，分散、坚硬；排便困难。
第 2 型	形状如同香肠，但表面起伏、多块状。
第 3 型	形状如同香肠，但表面有裂纹。
第 4 型	形状如同香肠或蛇，表面光滑、柔软。
第 5 型	柔软的团块状，表面光滑；易于排便。
第 6 型	略成形的便便，形状不规则，呈粥糊状。
第 7 型	完全呈液态的水样便便，无固体形状。

简而言之，如果你便秘，也就是觉得排便很困难、很痛苦，那么你的便便属于第 1 型或第 2 型。要是你拉肚子（腹泻），那么如无意外的话，你的便便应该属于第 6 型或第 7 型。健康、正常的便便应当是第 3 型或第 4 型，且平均每天一次。

出血的 3 种类型

动脉出血　动脉中的血液颜色鲜红、富含氧气。由于血刚刚从心脏中泵出，因此血压很高。如果主动脉被割破，那么其中的血液会随着心跳而喷出，高达几十厘米。

静脉出血　静脉中的血液颜色暗红、含氧较少。由于血液不是直接由心脏泵出，而是经过毛细血管从组织中回流的，因此静脉血的血压低于动脉血的血压。不过，尽管如此，静脉被割破时也会涌出大量血液。

毛细血管出血　导致毛细血管出血的原因通常是擦伤，皮下的毛细血管破裂也会造成血液渗入组织，并导致淤青。不过，毛细血管出血量一般很少。

水蛭的医学作用

水蛭生活在陆地、海洋和淡水中，外形类似于鼻涕虫。有些种类的水蛭以吸食其他动物（包括人类）的血为生。这些水蛭以吸盘紧紧附着在人或动物皮肤上，吸血后身体可增大到原先的 3 倍。直到 19 世纪，医生们还用水蛭吸血的方法治疗多种疾病，这些病从头痛到湿疹，无所不含。如今，现代医学对水蛭有了全新的认知，在某些情况下也会使用水蛭。例如，对断开的肢体进行缝合时，利用水蛭可以吸去多余的血液并且保持血液不凝固。

关于水蛭的冷知识

已知的水蛭种类超过 650 种。

医用水蛭有超过 300 颗牙齿，长有 32 个"脑袋"（32 个神经中枢）。

人被水蛭叮咬时是感觉不到疼痛的，因为水蛭会向人体注入其自身分泌的麻醉剂。

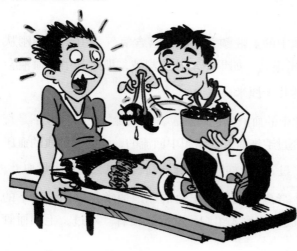

水蛭吸饱血后会自行掉落，伤口处会持续流血超过 10 小时。

水蛭吸饱血后无须再次进食也可以生存数月。

已知最长的水蛭长达 46 厘米。

止吐小窍门

※ 喝点生姜啤酒

※ 嚼薄荷糖

※ 吃原味薯片

※ 看远处的地平线

※ 用力按住手腕内侧

心肺复苏术

如果发现有人好像失去了意识，首先确保已经有人呼叫了救护车，接下来检查他的生命体征：观察他的胸腔是否上下起伏，听听有没有呼吸音；把头靠近他的嘴巴，感受一下是否有呼吸拂过你的脸颊。如果感觉不到呼吸指征，那就要检查他的脉搏，看看他的心脏是否仍在跳动。把你的食指和中指的指腹搭在他的手腕内侧，就可以探测到脉搏。如果探测不到脉搏，那你就要对他施行心肺复苏术（CPR）了。心肺复苏术有两项内容：1. 按压胸部以保证体内的血液循环；2. 口对口进行人工呼吸，以保证肺部能够得到氧气。

如何进行胸外按压

1. 找到伤患胸骨末端与肋骨的交界处，将双手放于此处上方两指处。

2. 将两手交叠，手指交叉。

3. 俯身，位于伤患正上方，双手伸直，垂直按压伤患的胸腔，幅度约 4.5 厘米。放松时，手部不要离开原位。

4. 如此快速按压 15 次，再进行两次人工呼吸。如此反复这个过程，每个循环进行 15 次胸外按压和 2 次人工呼吸，直到救援者到来。如果有两个人同时协助进行急救，那么可以每个人循环进行 5 次胸外按压和 1 次人工呼吸。

如何进行口对口的人工呼吸

1. 检查患者的嘴巴。如果有东西堵住气管，必须赶紧清理干净。

2. 轻轻地把患者的头抬起，用你的手指捏起他的脸颊，这样可以保证他的气道畅通。

3. 使患者保持仰头的姿势，捏住他的鼻子，保持鼻孔闭合的状态。现在，你要深深地吸一口气，然后用你的嘴唇紧紧围住他的嘴巴，记得要密封住哦!

4. 均匀地对着患者的嘴巴呼气，持续约 2 秒钟，直到他的胸膛尽可能地隆起。

5. 现在移开你的嘴唇，好让空气从患者的肺部流出。再次重复这个过程一次，然后检查他的脉搏和呼吸。

6. 如果患者有脉搏，但仍然没有呼吸，那就继续人工呼吸，直到有救援赶到。

7. 如果患者既没有呼吸也没有脉搏，那就继续对他循环施行胸外按压和人工呼吸，直到救援赶到。

警告!
不要仅和朋友练习! 想要成为真正的急救专家，你需要参加相应的急救课程学习。

重要的医学突破

重大突破	人物	年代	国别
发现血液循环	威廉·哈维	1628 年	英国
发明疫苗	爱德华·詹纳	1796 年	英国
发明无菌术	约瑟夫·李斯特	1867 年	英国
发现 X 射线	伦琴	1895 年	德国
发现抗生素	亚历山大·弗莱明	1928 年	英国
发现 DNA 双螺旋结构	沃森和克里克	1953 年	英国

和疾病有关的术语

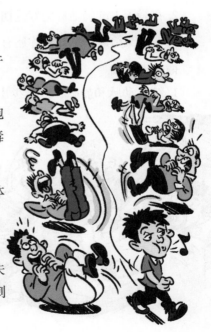

抗体　由免疫系统分泌用于抵抗感染的蛋白质。

免疫力　由于抗体和白细胞的作用而具备的抵抗某种感染或毒素的能力。

潜伏期　病原体从进入身体到身体出现症状之间的一段时期，此段时间病原体不停增殖。

免疫　将某种毒性减弱或失去活性的病原体输入体内，从而刺激身体产生抵抗疾病的抗体。

地方病　在某一特定社群或地理区域中长期、普遍存在的疾病，同一定的自然因素有密切联系。

传染病　在某一地区突然发生广泛传播的疾病。

携带者　携带某种疾病的病原体、并且会传染给其他人，但本人不出现疾病症状。

手脚断了该怎么办

1. 用纱布或其他柔软的布料将断肢包好，放到塑料袋中。随后将此塑料袋放入另一个装满冰块的袋子里。千万不要冲洗断肢，也不要使其直接接触冰块！

2. 在袋子上准确地标记好受伤的时间和伤者的姓名。

3. 亲自交给医生（如果你还有手的话）。

截肢五步曲

1. 结扎动脉和静脉，以减少出血。

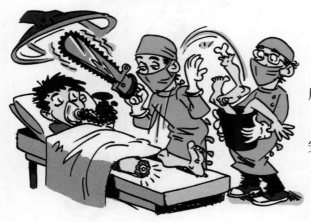

2. 用刀切开肌肉。

3. 用电锯割断骨头。

4. 在残肢处以皮肤和肌肉覆盖。

5. 如果有需要的话，安装假肢。

幻肢痛　接受了截肢手术的人常会感到原有的肢体处有热、冷、痒、挤压或灼烧的感觉，尽管那处早已不再有肢体。幻肢痛也会出现在天生残疾缺少手脚或瘫痪在床的人身上。

坏疽　当身体某部位发生坏死时，就可能发生坏疽，即使此时你身体的其他部位仍然是活的。坏疽通常始于手脚细胞死亡，往往是因感染或血流供应不足造成的。坏疽使得身体的某些部位腐烂，变为黑色。最后坏死的部分往往会自发脱落，或者不得不截肢。

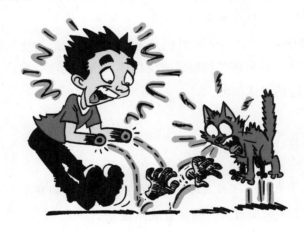

烧伤

热力烧伤　由于火焰、绳索燃烧或接触炙热物品导致的伤害。

烫伤　由于蒸汽或高温液体导致的伤害。

辐射烧伤　包括太阳光导致的晒伤和 X 射线等导致的伤害。

电烧伤　由于家用电器、高空电缆、闪电等导致的伤害。

冻伤　由于寒冷天气或接触低温金属、低温气体导致的伤害。

烧伤的分级

一级烧伤 皮肤呈粉红色到红色，轻微肿胀，有疼痛感。通常3—5天伤口即可愈合，一般不会留下疤痕。

二级烧伤 皮肤完全呈红色，有中度肿胀，出现疼痛和水泡，伤口需要2—6周才能恢复。一般会留下疤痕。

三级烧伤 皮肤呈白色、棕色、黄色或黑色，伴有严重的肿胀，除了最初烧伤时，之后不再感到疼痛，因为神经细胞已遭受损坏，伤口通常需要好几个月才能愈合。几乎一定会留下疤痕。

四级烧伤 皮肤完全呈黑色，无肿胀，除了最初烧伤时，之后不再感到疼痛，因为神经细胞已遭受损坏。伤口能部分愈合，但通常会造成永久性的身体损害。

人体失血时的反应

一个成年人体内含有大约5升血液。少量的失血并不会造成严重的后果，但如果失血过多，则会造成休克。

失去0.5升血液 没有严重后果，相当于每次献血的血量。

失去2升血液 一种名为"肾上腺素"的激素大量释放，使你心跳加快、身体出汗。皮肤中的血管被关闭，你的脸色因而变得苍白。身体中剩余的血液流向重要器官：身体必须首先保护这些器官的正常运行，才能维持生命。此时，你会感到虚弱、颤抖、流汗、意识模糊，这个过程称为"休克"。

失去3升血液 此时手腕处已经探测不到脉搏，你会彻底失去意识，甚至可能出现呼吸终止、心脏衰竭。你可能会死亡。

疼痛

疼痛的原因　当你受伤的时候，疼痛的感觉使你知道应该采取措施以避免伤害。这也有助于你避免在未来再次做同样的事情（但愿如此！）。

在运动比赛或战争中（受伤后），身体会自动分泌出天然的止痛药，称为"内啡肽"，它可以在短时间内抑制疼痛。

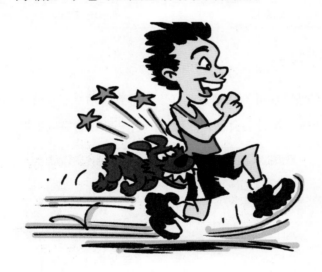

疼痛的速度　如果你把脚伸入滚烫的热水，那么疼痛会令你迅速把脚缩回。这一过程的速度取决于神经信号在体内传递的速度。

身体从内而外都分布着"伤害感受器"。一旦探测到身体受到了伤害，它们就立刻将神经信号传递到脊髓。脊髓对信号进行解读后直接发送指令给肌肉，让脚快速缩回。与此同时，脊髓向大脑发出另一组信号，经过大脑的解读后形成疼痛感。哦，真疼！

医疗器械

器械	作用
X 光机	对骨骼进行成像拍摄
呼吸机	辅助呼吸
造影扫描机	对人体内部进行成像拍摄
旁通泵	使血液绕过心脏和肺部
除颤仪	通过电流刺激使心脏搏动

恐惧症

患有恐惧症可不只是对某样事物感到害怕。恐惧症患者即使在没有受到任何危险时也会感到非理性的、全身心的极端恐惧。

恐惧症类别	引起恐惧感的对象
蜘蛛恐惧症	蜘蛛
恐高症	高
幽闭恐惧症	狭小、密闭环境
广场恐惧症	与人群一起待在空旷的环境下
十三恐惧症	数字 13
孤独恐惧症	独自一人
动物恐惧症	动物
新奇恐惧症	新奇的东西
秃发恐惧症	秃发的人
洗澡恐惧症	洗澡
活埋恐惧症	被活埋

过敏

身体的免疫系统可以抵抗感染。不过有时候，免疫系统也会把完全无害的物质误认为危险事物，进而攻击它们，比如宠物毛发或者花粉等"过敏原"。此时，身体发生过敏反应，出现肿胀、瘙痒、红肿等症状。人体免疫系统发生的最为严重的过敏反应称为"过敏性休克"，症状包括：血压下降，皮肤、嘴唇、舌头肿胀，哮喘等。过敏性休克患者如果不及时注射肾上腺素的话，可能会有生命危险。

想要进行过敏测试，可以将几滴含有过敏原的液体滴到皮肤上，然后用针尖刺破皮肤。如果发生过敏反应，那么该处皮肤在半小时内会出现红肿。

如果全身多处被蜜蜂、黄蜂和大黄蜂蜇咬，就可能造成严重的过敏反应，甚至导致死亡。

"五颜六色"的疾病

白色瘟疫　肺结核使患者皮肤变得惨白。

蓝色恐怖　霍乱使患者的皮肤由于脱水而呈现蓝色。

黄色高热　由于病毒感染造成的肝损伤会使皮肤呈现黄色。

黑色死亡　黑死病使患者腹股沟皮肤出现黑色斑疹。

真人"小白鼠"

疫苗　爱德华·詹纳博士注意到，得过牛痘（一种相对无害的疾病）的人不会感染致死的天花。于是，1796 年，他在一个名叫詹姆斯·菲普斯的 8 岁小男孩身上做了试验：菲普斯的一条胳膊被注射了牛痘脓液。很快，小男孩出现了发热症状，不过迅速恢复了。当詹纳向小男孩注射天花病毒后，小男孩没有得病。

氯仿　19 世纪时，苏格兰医生詹姆斯·杨·辛普森家中的一位客人发生晕厥并摔倒在地，于是辛普森在他身上测试了氯仿的功效。后来，他又成为第一位在产妇生孩子时使用氯仿作为镇痛剂的医生。由于这些贡献，辛普森被授予骑士称号，他的大衣袖子上缝有"战胜疼痛"的字样。

输血　1667 年，法国皇家御用医生让巴蒂斯特·德尼向一位病重男孩体内注入羊血，使他恢复了健康。随后，他又用类似的方法治疗其他病人，不过其中一位病人死了，德尼也因此被指控犯有谋杀罪。随后输血被禁止，后来随着新的发现使得输血更为安全之后，这一治疗方法才重新被允许使用。

青霉素　1941 年，英国牛津地区的一位警察在剃须时割破了自己的皮肤，葡萄球菌和链球菌进入血液，造成感染。这位病人发热达到 40.5℃，并且脸上长出了脓疮。医生给他服用了 5 天青霉素。服药后，他的高烧退去，脓疮也消失了，但在最后一天，青霉素用完了，最终这位警察还是死去了。

不良的个人卫生习惯

※ 不洗头，放任头发变得油腻腻、臭烘烘

※ 从不刷牙

※ 上厕所后不洗手

※ 打喷嚏或者咳嗽时（不用手捂住口鼻）喷得到处都是

※ 经常挖鼻孔

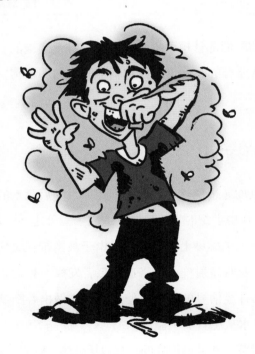

当你冲厕所时，无数的水滴、尿液和粪便微粒会喷散到房间各处。

第一例成功的移植手术

移植器官	时间和地点
肾脏	1954 年，美国波士顿
肝脏	1963 年，美国丹佛
心脏	1967 年，南非好望角
面部	2005 年，法国亚眠

首例成功的面部移植手术是在一条狗身上实施的。手术后它的新面孔既不像其原有的脸，也不像被剥下面皮的那条狗，而是介乎于两者之间。

致命的疾病

鼠疫 鼠疫通过跳蚤在老鼠之间传播，随后跳蚤的叮咬又把疾病传染给人类。在中世纪时期，腺鼠疫造成了三分之一欧洲人口的死亡。

狂犬病 人类感染上狂犬病，是由于被携带狂犬病毒的动物抓、咬所致。如不及时注射疫苗，将造成患者发疯、死亡。狂犬病毒侵犯脑部，会阻断神经信号的传递，使患者不能做出吞咽动作，从而导致满含病毒的口水从患者嘴里溢出。

小儿麻痹症 小儿麻痹症的症状包括高热、疲劳、头痛、呕吐以及颈部僵直和四肢疼痛。约二百分之一的感染者最终发生不可逆的瘫痪。约有 5%—10% 的死亡是由于控制呼吸的肌肉发生了瘫痪。

艾滋病毒（HIV） HIV 是导致艾滋病（获得性免疫缺陷综合征，

AIDS）的病毒。艾滋病摧毁人体的免疫系统，使其无法抵抗感染。自1985 年以来，已有接近 2200 万人死于艾滋病。

天花 天花会导致身体皮肤形成肿块，进而转为外表坚硬且内部含有脓液的水疱。这些水疱随后结痂、脱落。天花有时是致命的，目前没有方法可以治愈，但可以通过接种疫苗进行预防。

流感 流感随唾液传播。1918 年爆发的致死性流感在短短 48 小时内就置人于死地，并且累计造成了 200 万—500 万人死亡。流感病毒会发生突变，并产生新的流感变种。

入侵身体的坏家伙

病毒

特征	病毒外观奇特，有些甚至长得像钉子一般。病毒的外层是蛋白质，内层是化学物质。
大小	长约 20—250 纳米。
破坏力	侵犯你的细胞，并进行自我复制，从而侵犯更多细胞。
主要种类	天花病毒、HIV 病毒、流感病毒、普通感冒病毒。

细菌

特征	细菌是单细胞生物，形状可以是短杆状、球状或螺旋状。细菌含有自我复制所需的全部遗传信息。有些细菌还含有鞭毛。鞭毛细长，像桨一样推动细菌前进。
大小	至少 1 微米长（是病毒的 100 倍）。
破坏力	自我复制，有时产生损害细胞的毒性物质。
主要种类	黑死病细菌、耐甲氧西林金黄色葡萄球菌。

细菌很小，小到仅仅一个大拇指甲盖上就可以容纳 10 000 个细菌。大约每 20 分钟，一个细菌就能分裂成两个，从而数目加倍。这意味着，12 个小时之内，一个细菌就可以繁殖成 340 亿个细菌！

真菌

特征	霉菌、酵母、蘑菇等。
大小	小的真菌仅 0.01 毫米，大的可以有蘑菇那么大。
破坏力	造成感染——不过也有一些真菌可以杀死体内的有害细菌，例如产生青霉素的青霉菌。
主要种类	念珠菌、导致足癣的真菌。

斯提耳顿干酪上的蓝色纹路是霉菌形成的。霉菌使这种干酪具有特殊的强烈刺激性味道。

蠕虫

特征	蠕动的寄生虫。
大小	小的寄生虫需要用显微镜才能看到，大的寄生虫可以长达 9 厘米。
破坏力	从你的肠道、肺部、肝脏、皮肤或大脑中吸取养分。
主要种类	绦虫、蛔虫。

催眠

催眠能让人进入放松而专注的状态，此时催眠师可进入被催眠者的潜意识中。

娱乐催眠师会读取被催眠对象的潜意识；有时甚至让他们做一些平时在公共场合绝不会做的事情。治疗催眠师可以通过催眠使被催眠对象戒烟，治愈湿疹，甚至帮助他们克服对于蜘蛛等生物的非理性恐惧。

有些侦探也通过催眠，帮助被催眠对象回忆过去发生的犯罪事件的细节。

想知道你是不是容易被催眠，可以试试把眼睛睁大，并且将眼珠用力往上翻。然后，在保持眼睛向上看的同时，眼皮放松。据说，能够做到这一点的人比较容易被催眠。

死刑

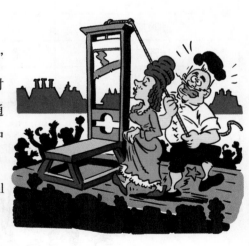

拉丁语中的"头"是"caput"或"capitis"。古罗马时期对于犯下重罪的人的处罚方式通常是砍头，因此后来英语中的"死罪"（capital offence、capital crime）和"死刑"（capital punishment）都含有"capital"一词。

法国大革命时期（1789—1799），数千名法国贵族被砍头。刽子手们手持头颅向兴奋不已的围观群众展示的情景屡见不鲜。当时的人们普遍认为，头在被砍下后的 10 秒内仍能看见东西。

绞刑架前的法国皇后玛丽·安东尼特不小心踩到了刽子手的脚，她说道："抱歉，先生。"这是她死前说的最后一句话。

当你害怕时

当你感到恐惧、害怕时，身体会释放出名为"肾上腺素"的激素，导致如下反应：

身体反应	作用
瞳孔放大	使你能够看得更清楚
毛发竖起	使你能够感觉更灵敏
呼吸加快	使你能够吸入更多氧气
出汗增多	使你处于高负荷工作的身体得以冷却
分泌内啡肽	使你能够抵御疼痛
皮肤变苍白	使你能够减少出血，并将有限的血液用于保障核心器官的供给
心跳加快	使你能够将更多的血液泵送到肌肉和脑部

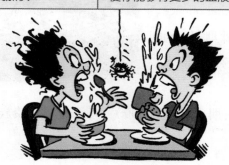

在热带地区，人们常常通过食用咖喱或辣椒来降温。食用咖喱和辣椒造成人体大量出汗，尤其是面部。汗液的蒸发会带走热量，使皮肤冷却。

乘坐过山车

紧张等待时　你爬到过山车的座位中坐好，一个栏杆从前方落下，把你的头和肩固定住。此时，你感到少许的紧张。

缓慢爬升时　你的心跳开始加快，你的呼吸开始变得短促。你的全身充满了飙升的肾上腺素，触发了"战斗还是逃跑"的反应。当然，此时你已经无法回头，无处可逃。

大爬坡时　重力的作用把你牢牢地钉在座椅上。此时，你的手脚和脑袋完全不听使唤，无法抬起。一切都变重了，为了让血液能够流到全身，你的心脏跳得更快了。你的脑部得不到足够的氧气，感觉脑袋有点晕。

180° 大拐弯　你的脑袋感到很重。除非你很用力，否则脑袋会撞向保护罩，就像摇铃里的铃锤一样。如果这个加速过程再多持续几秒，你的视野会变得狭窄，失去意识。这被称为"短暂晕厥"（g-Loc，由于脑组织缺血缺氧引起的空中晕厥）。

急速下坡　在过山车爬坡的同时，你的头脑得以短暂清醒。过山车到达山顶后，开始下落。此时你头重脚轻，身体僵直，屁股似乎要脱离座位。血液冲向你的大脑，你感到眼睛后方巨大的压力。如果这个过程太过于猛烈，那么你的视野将一片鲜红，称为"红晕"。

空中大回环 你的身体被紧紧压向座椅。由于腿部、膝盖、肩膀上受到的巨大压力，你感觉不到此时你正处于头朝下的姿势。

终点 车速逐渐降低。你感到劫后余生，此时你的体内满是肾上腺素，感到无比的兴奋。要不要再来一圈？

变大变可怕

有人认为，人之所以在受到惊吓时汗毛竖起，是为了让自己看上去更大、更可怕。一些动物比人类更擅长于此。

澳大利亚皱褶蜥蜴颈部有一圈松弛的皮肤，受惊时可以撑开，样子就像是巨型的衣领。一些蝴蝶在受惊时会张开翅膀，露出翅膀上的两个大黑点，看上去酷似大型动物的黑色双眼。

歌利亚巨型食鸟蛛通过摩擦腿部的硬毛，能够发出嘶嘶的响声。它们后腿的硬毛在受惊时也会竖起，从而吓跑猎食者。

北美野牛虽然体型巨大，但实际并不如看上去那么大，因为胡须使它们看上去大了一圈。

高原反应

高原反应是身体处于高海拔缺氧环境中表现出来的反应，通常海拔超过 1500 米时就有可能发生这一反应。为了避免发生高原反应，登山者每天晚上休息时所在的海拔不宜比前一晚高出 300 米以上。也就是说，如果登山者白天向上攀登了 500 米，那么晚上应下降 200 米后再宿营。

轻度高原反应：强体力活动时感到困倦、虚弱。

重度高原反应：头痛、失眠、心跳持续加快、恶心、呕吐。

极重度高原反应：意识模糊、精神错乱、幻觉、持续咳嗽。

最终结局：抽搐、昏迷、死亡。

针灸

针灸是将特制的针刺入身体上的特殊"穴位"，以预防或治疗疾病的方法，在中国和远东地区已有数千年历史。人们相信"气"（能量）在身体内沿着"经络"运行，当经络阻滞时，人就会生病。针灸可以使经络畅通，从而维护人体健康。

4 种体液

直到 19 世纪，人们还认为每个人的体内有 4 种体液，只有这 4 种体液相互达到平衡，身体才能维持健康。这 4 种体液是：黑胆汁、黄胆汁、黏液、血液。

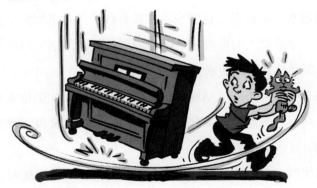

当时的人们相信体液与性格密切相关。血液占优势的人（多血质）往往无私、勇武；黑胆汁占优势的人（抑郁质）往往情绪沮丧；黄胆汁占优势的人（胆汁质）往往行为激进；黏液占优势的人（黏液质）往往冷静，不易动情。

吸烟

香烟中含有可使人上瘾的物质"尼古丁"，人们一旦尝试吸烟后就很难戒掉。尼古丁对人的身体和大脑都有强烈的影响。一开始，吸烟的负面作用并不显著，只有咳嗽、呼吸带有烟味以及牙齿发黄等。如果这时戒烟，这些负面作用通常都会消失。然而，长时间吸烟并且吸烟成瘾的人常常会有更为严重的副作用，例如呼吸系统疾病和肺部易于感染等。烟草中的化学物质会破坏人体的正常组织，造成致命的疾病，例如心脏病、肺癌等。

自由潜水

恒重潜水　恒重潜水指潜水者在没有额外背负重物的情况下尽可能地下潜。这类潜水的世界纪录由委内瑞拉的卡洛斯·科斯特保持，她的下潜深度达到了 105 米。

静态闭气　静态闭气是潜水员浮于泳池内，面朝下将头埋于水中闭气。这一项目的世界纪录由塞尔维亚的布兰科·彼得洛维奇保持，她在水下闭气达 11 分 54 秒。

动态闭气　动态闭气指潜水员在闭气的情况下游出尽可能远的距

离。这一项目的世界纪录由波兰的马特乌什·马林纳保持。他一口气游出了 226 米，没有换气！

当你处于休息状态时，你每分钟呼吸 12—15 次。一次呼吸可吸入 250—500 毫升空气。当你运动时，为了吸进更多氧气，你每分钟的呼吸次数可能多达 60 次以上。

深海潜水病

如果潜水员从深水处上浮过快，那么体内有可能形成氮气气泡。这会造成关节疼痛、晕眩、失去平衡、呕吐，甚至死亡。这种"减压病"最早发现于波利尼西亚地区下海采集珍珠的采珠人身上。在长达数百年的时间里，这些采珠人在没有呼吸辅助设备帮助的情况下，一天数次下潜到水深约 40 米的深度。尽管当时的人们对这一疾病的病因一无所知，但对于其症状则早有报道。他们称这一疾病为"塔拉瓦那"（意思是"突然发疯"）。

即使是抹香鲸也不能幸免于这一深海潜水病。抹香鲸在两次换气之间可以在海底数千米深入潜伏长达 2 小时。为了避免"潜水病"，它们上浮时会刻意减缓速度。不过，和其他潜水员一样，它们偶尔也会因为意外事件或其他干扰而加速上浮，这时就有可能发生意外。

有色的身体

紫色的淤青　当你受到重击时，皮肤下方的数千根毛细血管发生破裂，产生紫色的淤青。一两天后，淤青转为蓝色或黑色。接着又转为黄绿色。一两周后，随着身体的代谢，渗出的红细胞被身体吸收，淤青将转为淡淡的棕色，最终将消失不见。

蓝色的皮肤　当你处于十分寒冷的环境中，身体供给皮肤的血液减少，以保证重要器官优先得到充足的血液，从而使它们保持正常的温度和运转。此时，由于皮下血液循环量减少，使得血管内的氧气含量偏低。含氧量较低的血液呈蓝色，因此这时你的皮肤看起来偏蓝。

棕色的便便　便便的棕色是由胆汁造成的。胆汁是由肝脏分泌的消化液，进入小肠后，由细菌进行分解。

红色的血液　血液之所以是红色的，是因为其中含有"血红蛋白"。血红蛋白含铁，能够从肺部获取氧气并携带着氧运输到全身各处。富含氧气的血液是鲜红色的。

黄色的耳屎　"新鲜"的耳屎是黄色的，而"陈旧"的耳屎则是棕色甚至黑色的。耳屎可以很干，也可以是黏黏的。耳屎是由内耳腺体的分泌物形成，可以阻挡灰尘或是讨厌的爬虫进入耳道。

感染

皮肤是你身体抵抗外界感染的防御系统，如果皮肤被划破或者受伤，那么病菌就会悄悄潜入体内。幸运的是，身体会立刻启动防御机制。

发炎　受损的皮肤组织会释放化学物质，刺激血管加粗，增强其渗透性。受伤区域开始发红、发热、肿胀，更多的血液聚集此处，修复液体开始渗出，抵达受伤组织。

高热　有需要时，身体的体温会升高，超出正常的37℃。如此一来，病菌就无法生存。高热使你出汗并颤抖。

"攻击部队" 这时，白细胞集结在伤口附近。它们的使命是包围、摧毁入侵者。和白细胞同时在场的还有被称为"抗体"的化学物质。抗体能够记住入侵者，这样下次再遇到同样的入侵者时就能毫不犹豫地杀死它们。这种机制使得人们可以在很长时间内能够抵抗同一种病菌，这就是"免疫力"。

常见的运动损伤

脚踝扭伤 如果脚踝向着错误的方向扭转，那么关节和肌肉的过度伸展会导致扭伤。扭伤的脚踝会肿胀、变硬，需要数天的休息和固定才能好转。

刺痛 腹部的"腹壁内膜"对于位置的移动十分敏感。当你运动时，肠子的轻微移动会使这层膜发生摩擦，造成尖锐的刺痛感。

绞痛 绞痛常发生于运动过程中产生的代谢废物不能及时排出，或者肌肉发生过度或重复动作时。绞痛发生时，肌肉会抽搐、变硬和僵直。

关节脱臼 关节从原本的关节腔中滑出，称为关节脱臼。关节脱臼时，连接、固定骨骼的韧带往往发生过度拉伸或撕裂，同时血管、神经等部位也有损伤，造成了疼痛和肿胀。

法医学

法医学主要研究人类尸体，以判断死亡的时间和原因。在犯罪调查时，法医需要调查整个犯罪现场。法医学共有 3 个主要分支：

法医病理学 对尸体进行检查，判断死亡的原因，例如：受伤或中毒。

法医昆虫学 检查尸体上的昆虫，从而发现关于死亡时间的线索，例如通过蛆虫的发育阶段分析死亡时间。

法医人类学 通过死者的骨骼或人体遗迹研究死者的身份、种族、性别等。

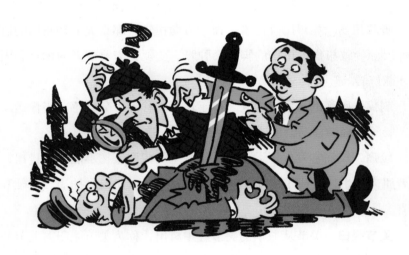

关于身体的奇闻异事

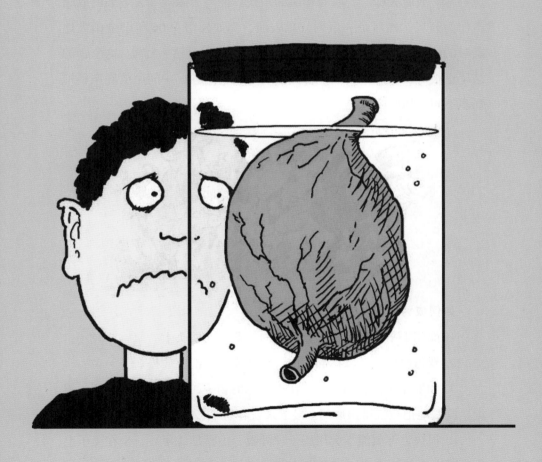

"放屁大师"

19世纪末20世纪初，一个叫约瑟夫·皮若尔的法国人因为擅长放屁而声名远播。他可以自由地把空气"吸入"肛门，从而想什么时候放屁就什么时候放屁。他甚至有一台专属的"放屁舞台剧"。在剧中，他自称"放屁大师"，衣着华丽而正式。他以轰隆隆如大炮般的放屁声作为开场，然后是一系列常规表演，例如模仿1906年旧金山大地震时的惊人场景。他还可以用屁股喷水，射程可达4.5米。这个剧的结尾也很奇特——他会唱一首关于农场动物的歌，中间用放屁声模拟众多不同动物的叫声。

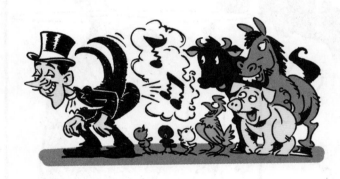

如何成为"放屁专家"

1. 面朝下平躺在地板上，头偏向一侧放在枕头上。

2. 裸露屁股，双膝抬起向前，尽量靠近头部。放松。

3. 如果此时你感到空气正在进入你的肠子，那么恭喜你找到了感觉！慢慢地把空气排出肛门。接下来就容易了，又会有更多空气进来。

4. 很快，你就能学会用肠子"呼吸"。稍加练习后，坐在凳子上你也可以自如地完成这一系列动作。

奇怪的饮食偏好

有些人会有特殊的、不可遏制的想吃奇怪东西的欲望。这些"异食癖"最常见于儿童和孕妇，他们吃的东西可能千奇百怪。

※ 食尖癖……吃尖锐物品

※ 食尘癖……吃灰尘

※ 食粪癖……吃便便

※ 生食癖……吃生土豆

※ 食土癖……吃泥土、煤块、粉笔

※ 食石癖……吃石头

※ 食黏液癖……吃黏液

※ 食冰癖……吃冰

※ 食毛癖……吃头发

※ 食木癖……吃木头

吃掉自行车的男人

法国人米歇尔·洛蒂托自称是"什么都吃的"男人，他因为吃金属和玻璃物品而出名。据说，他的胃和肠道壁的厚度是普通人的两倍，并可产生酸性特别强的消化液。他把物品切成小块，每天大约能吃掉1千克左右。对于大型的物品，他需要花费几个月甚至几年的时间才能吃掉。下面是他吃掉的东西：

※18 辆自行车

※7 台电视机

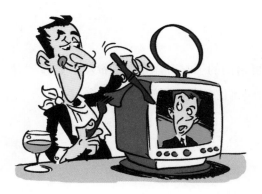

※2 张床
※1 副滑雪板
※15 辆超市推车
※1 架"塞斯纳"轻型飞机

可以拉伸的皮肤

英国人盖里·特纳患有一种罕见的皮肤病，使得他的皮肤可以极度拉伸。他胃部的皮肤可以拉长 15.8 厘米。他还可以把颈部的皮肤往上拉，把额头的皮肤往下拉，遮住自己的整张脸。2013 年，他在脸上夹了 161 个木质衣夹，打破了当时的世界纪录。

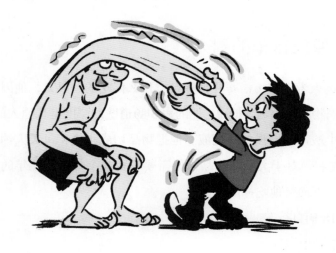

投毒的伎俩

古罗马时期，投毒者会带上特殊的"投毒戒指"。这种戒指有一个可以开合的盖子，投毒者会趁受害者不备，打开盖子，把里面的毒药撒到受害人的酒里。

传说中，罗马的第一位皇帝奥古斯都就是吃了自己院子里的无花果后中毒而死——花园里的每一颗无花果都被涂上了致命的毒药。

中世纪时，欧洲贵妇们随身带着"香囊"，里面装有熏香过的花束。如果闻到空气中有什么难闻的味道，她们就会嗅一下香囊。这为投毒者提供了很好的机会，只需要在香囊里放一些一闻就致死的毒药即可。

毒刀也是投毒史上的一个巧妙发明，它可以立即置受害人于死地。只要对刀刃稍稍施加点压力，3根细微的、淬了毒的针尖就会从中伸出，刺入受害者的手心。

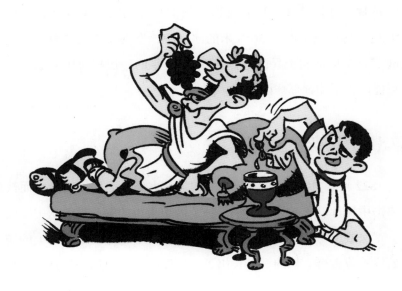

保存尸体的方法

生物塑化 生物塑化是近年来发明的一种永久保存尸体的方法。真空容器中的尸体被浸泡在饱和树脂中，摆成各种姿势。

制成"木乃伊" 在古埃及，拥有财富或权势的人死后被制成"木乃伊"。过程是这样的：先把内脏取出，用天然碳酸钠——进行防腐处理，达到脱水、抑菌的作用。然后身体也以相同方法进行处理。为了保持形状，尸体还会塞进填充物，然后缝好，再用绷带紧紧缠绕。

沼泽淹埋 通常情况下，人死之后，在细菌和其他微生物的作用下，皮肤、肌肉慢慢腐烂，只留下一具骸骨，并且这具骸骨最终也将被分解。然而在一些特殊的天然环境如泥潭沼泽中，导致尸体腐烂的细菌难以滋生，因此淹埋于此的尸体在数百甚至数千年后被发掘时，仍然保存完好。

冰冻 冰同样能够防止细菌导致的尸体腐败。2004 年，人们在意大利圣马特奥山海拔 3658 米的冰层中，发现了 3 具"第一次世界大战"时期奥地利士兵的尸体。在 1918 年的一次战役中，这些士兵很可能因为手榴弹爆炸而阵亡。

胃上长盖的男子

1822 年 6 月 6 日，一名 18 岁的加拿大士兵因为枪支走火而被近距离击中胃部，于是胃上出现了一个硬币大小的洞，早餐从中喷涌而出。军医威廉·博蒙特救了这名士兵的命，不过这位士兵胃上的伤口却始终不曾愈合。他的胃上长出了一片瓣膜，可以用手打开、闭合。

博蒙特意识到，这是研究人体消化的绝好机会。他将食物系在线上，直接放入士兵的胃中，过一段时间后再取出，以此研究食物是如何被消化，以及食物被消化的速度。

"凶猛"的幼崽

杜鹃鸟　杜鹃鸟在其他鸟类的巢中下蛋，这样就不用自己抚养孩子了。

鲨鱼　有些种类的鲨鱼胎儿在母亲肚子里就开始自相残杀。一旦嘴和胃发育完成，强壮的鲨鱼胎儿就会将尚未孵化的鱼卵吃掉，吃完鱼卵后再吃掉其他的兄弟姐妹。最后，只有最强壮的几条鲨鱼胎儿被生下来。

海马　雌海马在雄海马的育儿袋内产卵。随后，雄海马将要背负尚未孵化的海马卵长达2—6周时间，直到小海马孵出为止。

穴蜂　穴蜂在地面筑巢，并在其中储存捕获的昆虫。这些猎物都是活的，只是由于中了蜂毒而不能动弹。当穴蜂产卵后，孵化出的幼虫在离开巢穴之前，就靠这些不能动弹的昆虫为食。

最强壮的人

※ 澳大利亚人大卫·赫胥黎能在1分钟内，将一架重达190吨的波音747-400型客机推出91米的距离。

※ 巴基斯坦人萨法尔·吉尔只用一只耳朵就拎起65千克的哑铃。

※ 英国人约翰·埃文斯把一辆162千克重的Mini Cooper汽车置

于头顶，并保持平衡长达 33 秒。

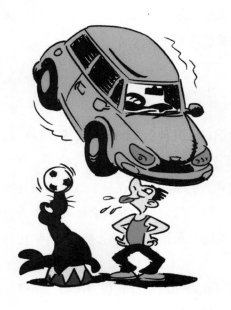

苏格兰人莱帕德（Leppard, 意思为猎豹）在全身刺满了豹纹刺青。

"呕吐星球"

1973—1995 年，美国国家航空航天局（NASA）用一架飞行器训练宇航员，使他们适应失重环境。这架飞行器的昵称是"呕吐星球"。它飞到很高的高度，然后以弧线形状下落，这为宇航员们提供了长达25 秒的失重环境。不过，这 25 秒令许多宇航员在机舱内留下了他们的呕吐物。

不要喷！ 2004 年 9 月 1 日，土耳其的伊卡尔·伊克马兹从眼睛中喷出牛奶，射程达到 2.795 米。

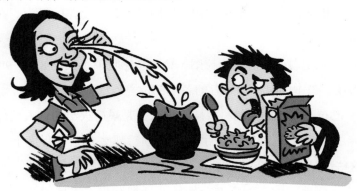

呕吐物喷得最远的世界纪录是 8 米。

恶心物的科学表达方法

通俗的说法	专业术语
体臭、汗臭	腋臭
把空气吞下去再打嗝	吞气症
口臭	口臭
耳屎	耵聍
香港脚	足癣
鼻毛	鼻毛
抠鼻子	抠鼻子
吃鼻涕	食黏液癖

同类相食

同类相食，指的是某种动物吃掉同类中其他个体的行为。在人类中即为"食人"。

※19 世纪时，斐济主厨拉图·乌达乌达吃掉了大约 872—999 人。他喜欢在一餐中同时进食死者的各个部位。

※ 巴布亚新几内亚的科罗威人被认为是最后灭绝的食人族部落。

※ 如果你有吃指甲和咬手指的习惯，那么在某种程度上也可以认为这些都是"食人"行为。

※ 一些地区的产妇会在分娩胎儿后把胎盘（连接胎儿与母亲子宫并进行血液交换的器官）吃掉。

※ 兔子和鼠类的住所如果反复受到猎食者的威胁，那么它们会吃掉自己的幼崽。

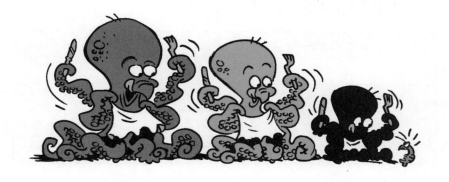

※ 章鱼、蛤蟆、蝾螈、鳄鱼、鱼类和蜘蛛会捕食同类中个体较小、较弱的成员。

※ 雌性黑寡妇蜘蛛和螳螂有时会在交配后将雄性伴侣吃掉。

库胡林

传说凯尔特勇士库胡林在作战时，愤怒会使他的身体由内而外发生转变。首先是他的头发直直竖起，然后每根头发上都渗出血珠。接着，他体内的器官从皮肤内膨出，"砰砰"跳动，响声如雷。最后，他的头骨中还会射出黑色的血液。这时，敌人往往已经吓得落荒而逃了。

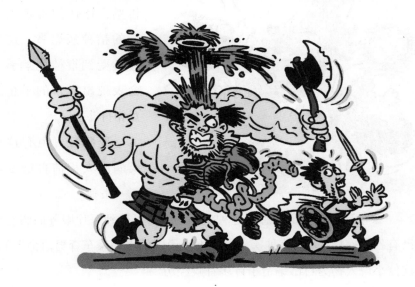

活的还是死的

※ 头发是"死的"。

※ 骨头是"活的"。

※ 指甲是"死的"。

※ 牙齿是"活的"。

精神疾病

直到 19 世纪，精神疾病都还不像今天这样受重视。即使在医院里，医生所做的也不过是把精神病患者捆绑起来。如果患者有暴力倾向，那么他们就用锁链把患者固定在墙上或地板上。在英国伦敦，贝特莱

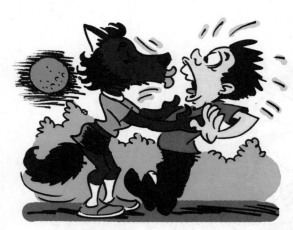

姆皇家医院甚至向游客售票，让他们参观被关押的精神病患者。这些患者受到棍棒的刺激，会表现出异常的举止或互相打斗。

变狼狂　患有这种疾病的人相信自己变成了一头狼。

蒙车森氏综合征　患有这种疾病的人为了得到医疗服务而假装自己有各类疾病症状。这种疾病是根据小说中的人物蒙车森男爵命名的，这位小说人物为自己编造了许多冒险经历。

德·克拉姆鲍尔综合征　患有这种疾病的人坚信自己正被别人疯狂地爱上，并且无论别人怎么劝说都不改变这一观点。

失认症　患有这种疾病的人会认不出熟悉的人或物，而其本身的记忆力和思维仍然正常。例如，他们可能会认不出煎锅，或者在人群中认不出好朋友的脸。

人肉闪电传导员

美国的罗伊·沙利文被闪电击中不下 7 次。

年份	后果
1942 年	他被闪电击中，因此失去了一个大脚指甲。
1969 年	他被闪电击中，因此失去了两侧眉毛。
1970 年	他被闪电击中，左肩被烧伤。
1972 年	他被闪电击中，头发着火。
1973 年	他被闪电击中，双腿烧伤，头发也被烧掉了。
1976 年	他被闪电击中，脚踝受伤。
1977 年	他被闪电击中，胃和胸被烧伤。

交换身体部位

在玛丽·雪莱的科幻小说《弗兰肯斯坦》中，一位疯狂的博士从墓园、解剖室和屠宰场中偷出不同的部件，拼接成一具怪物。随后，这位博士又利用闪电的能量，使这具身体具有了生命。

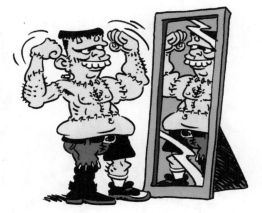

吸出鼻涕来

生活在非洲南部莱索托的巴索托人用一根小小的金属工具挖鼻子，慈爱的母亲还会将小宝宝鼻子中的鼻涕吸出来。

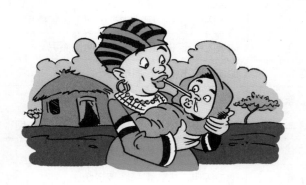

"吸血鬼"之吻

吸血蝙蝠共有 3 种，而且全部分布于墨西哥和美洲中南部地区。它们白天栖息在洞穴和矿井中，到了夜里则出来寻觅动物血液为食。

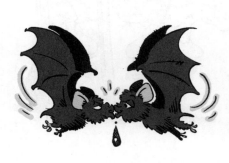

吸血蝙蝠的唾液中含有特殊的化学物质，动物被它咬后，伤口的血液不会凝结，所以吸血蝙蝠可以尽情地想喝多久就喝多久。这种化学物质以传说中的吸血鬼德拉库拉伯爵的名字命名，被称为"draculin"。

即使有哪只吸血蝙蝠晚上没有喝到血，它也不会挨饿。它会飞回洞穴，向其他喝饱的蝙蝠"乞讨"。喝饱的那只蝙蝠会嘴对嘴地把血液喂到它的嘴里，看上去就好像在接吻一样。

理发手术医生

在长达数百年的时间里，外科手术是一门手艺，而非一项职业。在英国，手术的执刀者往往是理发师——他们不仅提供洗剪吹服务，对外科手术也颇为娴熟。当顾客入座时，理发师问顾客的是："您好先生！您是需要后脑勺剪短些，两边修一修，头顶打薄些呢，还是拔颗牙或者放点血？"理发店门口的红白条纹转动灯箱也与此有关——红色代表血液，白色代表的则是用于止血的止血带。

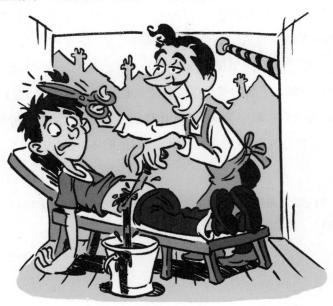

千万别掉脑袋

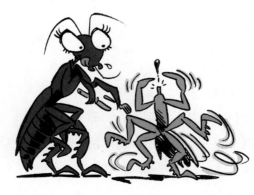

雌性螳螂交配时会将雄性螳螂吃掉。它们首先吃下的是雄螳螂的脑袋。奇妙的是，科学家们发现，雄螳螂被吃掉脑袋后的大约十分钟内，其性能力反而加强了。

著名的胖子

丹尼尔·兰伯特出生于 1770 年 3 月 13 日。根据传闻，作为一个身高 1.81 米的年轻人，他吃得并不算多。在 23 岁时，他的体重达到了 203 千克，34 岁时增加到 303 千克。由于太胖，他所有的衣服和家具都必须定制。定制的费用很高，于是他坐在一个特制的马车里环游英国，并向人们收取小额的门票，让他们参观这个"英国最胖的男人"。1809 年，兰伯特在 39 岁时突然去世，当时他的体重已经达到了 335 千克。

有记录以来最胖的人是美国的乔恩·布劳尔·米诺奇（1941—1983）。据说他体重最重时达 635 千克。

不穿宇航服掉到太空里会怎样

时间	后果
1 秒钟	舌头上的唾液被蒸干，眼睛非常干涩。
3 秒钟	皮肤受到严重的晒伤。
10 秒钟	关节疼痛，血液中形成氮气气泡。
15 秒钟	肺发生塌缩。
2 分钟	死亡。

终极速度 物体下落达到一定速度时，所受到的空气阻力将使其不再加速。这一速度即为"终极速度"。如果从飞机上跳下，那么你能达到的终极速度约为 195 千米 / 时。如果采取跳水姿势，那么终极速度会增加到 320 千米 / 时，这一速度与游隼俯冲向猎物的速度相当。

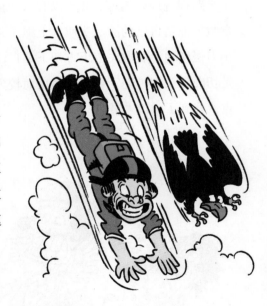

曼德拉草

曼德拉草是传说中的植物，实际上并不存在。不过中世纪时时常有人用其他植物假冒曼德拉草，卖给不明真相的群众。这些人在所谓的曼德拉草中添加小剂量的毒芹或鸦片，从而具有良好的镇痛效果。传说中曼德拉草的根部是人形的，被人拔起时会发出刺耳的尖叫声，并立刻将人置于死地。

给自己截肢的男人

2003 年，27 岁的美国年轻人阿伦·罗尔斯顿为了自救而切下了自己的手臂。当时，他在犹他州蓝萤石峡谷中徒步旅行，不料被一块重约 360 千克的巨石砸中，并压住了手臂。他距离自己的汽车约有 8 千米路程且地处偏远，几乎没有水和食物。到了第五天早上，他决定自救。他给自己的肱二头肌缠上绳子，以减少出血，然后用随身带的小刀慢慢地沿着肘关节下方切下了自己的手臂。这个过程中最艰难的是切断骨头和神经，切下肌肉反而较为容易。随后他徒步离开事发地点，找到了救援人员。

假牙

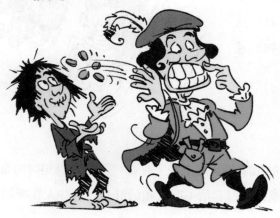

在过去，穷人会把牙齿卖给需要安装假牙的富人。如果没有合适的穷人提供牙齿，他们也会拔下尸体上的牙齿来用。

在水下屏住呼吸

人类可以在水下屏住呼吸1分钟左右。下面来和其他动物比一比吧!

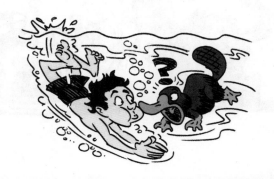

生物名称	屏气时间
抹香鲸	138 分钟
海豹	30 分钟
河马	5 分钟
鸭嘴兽	10 分钟
海獭	5 分钟
北极熊	3 分钟

眼对眼大赛

　　眼对眼大赛时,两个人相互盯着对方的眼睛。谁要是先眨眼睛、闭眼或者看向别处,谁就输了。人们甚至还能和宠物一起玩这个游戏——猫咪们尤其擅长这个游戏。当然,如果你要和金鱼玩这个游戏,那肯定是必输无疑了,因为金鱼压根没有眼皮,不会眨眼。

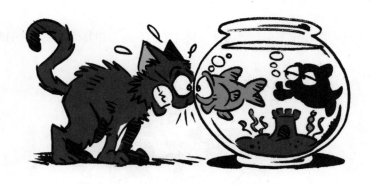

化石

化石是很久很久以前的生物留下的物理痕迹。通常动植物死去后，尸体会发生腐烂。不过在一些特殊情况下，尸体直接被泥沙覆盖、逐渐掩埋。经历数百万年后，这些沉积物成了岩石，而其中的动植物遗骸就成为了化石。下面是一些典型的化石种类：

实体化石　实体化石是由岩石中的矿物逐渐渗入动物骨骼、牙齿后硬化而成的。

模具化石　模具化石是岩石中保留的躯体形状。这是由于嵌在沉积物中的躯体腐化后留下的空隙所致。

铸型化石　铸型化石是由于岩石中的矿物质填充了上述空隙而形成的。

遗迹化石　遗迹化石是恐龙等生物曾经存在的痕迹，如脚印、粪便、吃了一半的植物等。

尸体农庄

"尸体农庄"位于美国田纳西州,面积约 1300 平方米。"尸体农庄"是田纳西州大学法医人类学系一处用于研究人类尸体腐烂的场所。在这里,尸体被摆放在"农庄"各处,如汽车里、露天环境里或者地下墓穴中,研究人员监测其腐败过程。这项研究有助于警察和法医更深入地了解尸体的死亡时间,为破案提供帮助。截至目前,已有超过 300 人向该"农场"捐赠了尸体。

无头小鸡

一只名叫麦克的无头小鸡在没有脑袋的情况下存活了 18 个月。1945 年 9 月 10 日,农夫把它的头砍了,但这似乎并不影响其生存。麦克的食物是由农夫用移液管直接滴进喉咙的。麦克甚至还尝试着用根本不存在的脑袋打理自己的身体。科学家们对这只奇特的小鸡自有一番解释,认为尽管失去了脑袋,但麦克的脑干部分几乎没有受损,而脑干是其主要的神经反射中枢。

古代剧毒草药

乌头 在过去,人们每年 6 月采摘乌头草的叶片,然后把它捣成剧毒汁液。乌头还有一个名字是"wolfbane",意思是"杀死狼"。据说,沾有乌头毒汁的箭头甚至可以毒死一头狼。

颠茄 为了"美瞳",贵妇们曾经将颠茄汁液滴到眼睛里,这样

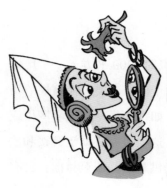

可以使瞳孔变大。于是，颠茄由此得名"belladonna"，这在意大利语中意为"美丽的女性"。颠茄中毒的症状表现为嘴和喉咙感觉干燥、身体抽搐等。

毒芹 古希腊时期，毒芹也被称为"conium"，意思是"打圈圈"。因为毒芹中毒后会使人产生晕眩症状。其他症状包括人体从外到内的麻木，直至最终因为心肺麻痹而死。人们有时候会把毒芹根当作欧洲防风草，或者把毒芹的叶子当作欧芹叶，以至于误食中毒。

毒蘑菇 一些蘑菇是有毒的，人误食后可以引起头痛、精神错乱和发热等症状。在极端情况下，毒蘑菇也会造成人心跳停止和死亡。

突眼皇后

世界突眼纪录由美国的金·古德曼保持，她能让眼球凸出眼眶12毫米。

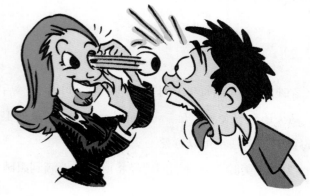

当心水

中世纪时可没有抽水马桶。人们在老式马桶里大小便，如果马桶满了，就随意往窗外一倒。倒马桶之前会喊一声"Gardez l'eau"来提醒路过的人。这是一句法语，意思是"当心水！"这时候，只有傻子才会抬头看呢！

还有呢，中世纪时，贵族妇女用鹅毛当厕纸。

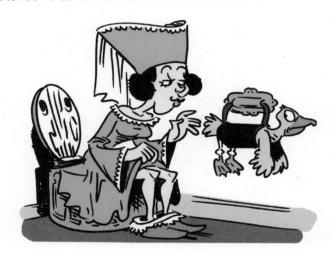

图书在版编目（CIP）数据

身体顶呱呱：关于人体的那些事儿/（英）盖伊·麦克唐纳著；
张珍真译. —上海：上海科技教育出版社，2019.8
（厉害坏了的科学）
书名原文：My Brilliant Body
ISBN 978-7-5428-6984-5

Ⅰ.①身… Ⅱ.①盖… ②保… ③张… Ⅲ.①人体—儿
童读物 Ⅳ.①R32-49

中国版本图书馆CIP数据核字（2019）第071395号

责任编辑 侯慧菊
装帧设计 杨 静

厉害坏了的科学

身体顶呱呱——关于人体的那些事儿
［英］盖伊·麦克唐纳（Guy MacDonald） 著
［英］保罗·切米克（Paul Cemmick） 图
张珍真 译

出版发行 **上海科技教育出版社有限公司**
　　　　　（上海市柳州路218号 邮政编码200235）
网　　址 www.sste.com www.ewen.co
经　　销 各地新华书店
印　　刷 常熟市文化印刷有限公司
开　　本 720×1000 mm 1/16
印　　张 8.5
版　　次 2019年7月第1版
印　　次 2019年7月第1次印刷
书　　号 ISBN 978-7-5428-6984-5/G·4038
图　　字 09-2018-408号
定　　价 39.00元